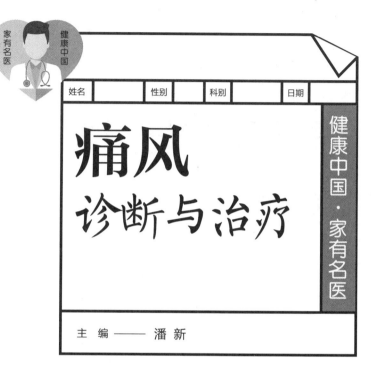

健康中国·家有名医

姓名　　　性别　　　科别　　　日期

# 痛风
## 诊断与治疗

主 编——潘 新

U0198404

上海科学技术文献出版社
Shanghai Scientific and Technological Literature Press

**图书在版编目（CIP）数据**

痛风诊断与治疗 / 潘新主编 . —上海：上海科学技术文献出版社，2020

（健康中国·家有名医丛书）

ISBN 978-7-5439-8112-6

Ⅰ．①痛… Ⅱ．①潘… Ⅲ．①痛风—诊疗—普及读物 Ⅳ．① R589.7-49

中国版本图书馆 CIP 数据核字 (2020) 第 053974 号

策划编辑：张　树
责任编辑：付婷婷
封面设计：樱　桃

痛风诊断与治疗
**TONGFENG ZHENDUAN YU ZHILIAO**
主编　潘　新
出版发行：上海科学技术文献出版社
地　　址：上海市长乐路 746 号
邮政编码：200040
经　　销：全国新华书店
印　　刷：常熟市人民印刷有限公司
开　　本：650×900　1/16
印　　张：15.25
字　　数：158 000
版　　次：2020 年 7 月第 1 版　2020 年 7 月第 1 次印刷
书　　号：ISBN 978-7-5439-8112-6
定　　价：35.00 元
http://www.sstlp.com

# "健康中国·家有名医"丛书总主编简介

## 王 韬

同济大学附属东方医院主任医师、教授、博士生导师，兼任上海交通大学媒体与传播学院健康与医学传播研究中心主任。创立了"达医晓护"医学传播智库和"智慧医典"健康教育大数据平台；提出了"医学传播学"的学科构想并成立"中国医学传播学教学联盟"。任中国科普作家协会医学科普创作专委会主任委员、应急安全与减灾科普专委会常务副主任委员、中华预防医学会灾难预防医学分会秘书长。全国创新争先奖、国家科技进步奖二等奖、上海市科技进步奖一等奖、中国科协"十大科学传播人物"获得者。"新冠"疫情期间担任赴武汉国家紧急医学救援队（上海）副领队。

## 李校堃

微生物与生物技术药学专家，中国工程院院士，教授、博士生导师，温州医科大学党委副书记、校长、药学学科带头人，基因工程药物国家工程研究中心首席专家。于 1992 年毕业于白求恩医科大学，1996 年获中山医科大学医学博士学位。2005 年入选教育部新世纪优秀人才，2008 年受聘为教育部"长江学者奖励计划"特聘教授，2014 年入选"万人计划"第一批教学名师。长期致力于以成纤维细胞生长因子为代表的基因工程蛋白药物的基础研究、工程技术和新药研发、临床应用及转化医学研究，在国际上首次将成纤维细胞生长因子开发为临床药物。先后获得国家技术发明奖二等奖、国家科技进步奖二等奖等，发表论文 200 余篇。

# 本书编委会

# 总　　序

　　健康是人生最宝贵的财富,然而疾病却是绕不开的话题。2020 年中国人民共同经历了一场战"疫",本应美如画卷的春天,被一场突如其来的疫情打破。这让更多人认识到健康的重要性,也激发了全社会健康意识的觉醒。

　　现代社会快节奏和高强度的生活方式,使我们常常处于亚健康状态。美食诱惑、运动不足、嗜好烟酒,往往导致肥胖,诱发高血压、高血脂、高血糖、高尿酸乃至冠心病、脑卒中,甚至损伤肺功能,造成肾功能衰退,而久病卧床又会造成肺炎、压疮、下肢血管栓塞等衍生疾病……凡此种种,严重影响人们的健康生活。

　　"经济要发展,健康要上去"是每个老百姓的追求,健康是人们最具普遍意义的美好生活需要。鉴于此,上海科学技术文献出版社策划出版了"健康中国·家有名医"丛书。丛书作者多为上海各三甲医院临床一线专科医生,遴选临床常见病、多发病,为广大读者提供一套随时可以查阅的医学科普读物。

　　如今,在国内抗"疫"获得阶段性胜利的情况下,全国各地逐渐复工复产,医务人员和出版人也在用自己的实际行动响应政府号召。上海科学技术文献出版社精心打造的这套丛书,为全社会健康保驾护航,让大众在疫情后期更加关注基础疾病的治疗,提高机体免疫力,在这场战"疫"取得全面胜利的道路上多占

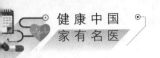

得一些先机，也希望人们可以早日恢复健康生活。

　　本丛书秉承上海科学技术文献出版社曾经出版的"挂号费"丛书理念，作为医学科普读物，为广大读者详细介绍了各类常见疾病发病情况，疾病的预防、治疗，生活中的饮食、调养，疾病之间的关系，治疗的误区，患者的日常注意事项等。其内容新颖、系统、实用，适合患者、患者家属及广大群众阅读，对医生临床实践也具有一定的参考价值。本丛书版式活泼大气、文字舒展，采用一问一答的形式，逻辑严密、条理清晰，方便阅读，也便于读者理解；行文深入浅出，对晦涩难懂的术语采用通俗表达，降低阅读门槛，方便读者获取有效信息，是可以反复阅读、随时查询的家庭读物，宛若一位指掌可取的"家庭医生"。

　　本丛书的创作团队，既是抗"疫"的战士，也是健康生活的大使。作为国家紧急医学救援队的一员，从武汉方舱医院返回上海的第一时间能够看到丛书及时出版，我甚是欣慰。衷心盼望丛书可以让大众更了解疾病、更重视健康、更懂得未病先防，为健康中国事业添砖加瓦。

王　韬

中国科普作家协会医学科普创作专委会主任委员

赴武汉国家紧急医学救援队（上海）副领队

2020 年 4 月 3 日于上海

# 前　　言

随着人们生活水平的提高和饮食结构的改变,痛风的发病率逐年上升,发病年龄也逐渐提前,已从少见病成为常见病和多发病。痛风性关节炎的反复发作给患者带来巨大的身心痛苦,甚至还会导致关节结构破坏、肾脏损害,患者的生活质量受到严重影响。痛风及高尿酸血症目前也被认为是动脉硬化的独立危险因素,常伴发高血压、糖尿病和高脂血症,被称为代谢综合征。因此,痛风及高尿酸血症的防治工作显得越发重要。目前对于痛风的防治仅限于饮食控制、降尿酸药物的使用以及痛风性关节炎急性发作时的对症处理,而对于如何防治痛风性关节炎的反复发作以及间歇期对关节、骨与软骨的保护等,尚缺少真正有效的办法。

可喜的是,近年来痛风及高尿酸血症越来越受到风湿科及其他相关学科专业医生的重视,已开展了包括遗传学、发病机制及临床试验等多方面的研究。本书联合相关专科医生共同参与编写,使其在痛风临床诊治方面的介绍得以相互兼顾,不失为本书的一个亮点与特色。此外,本书还以科普的形式比较全面地介绍了目前中西医防治痛风的一些专家共识,希望此书的出版不仅对于广大人民群众更好地了解痛风及高尿酸血症有

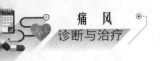

益,同时也冀其对于一般医务工作者掌握痛风的正确防治有一定帮助。

曙光医院风湿病科主任

杨光辉

# 目　录

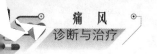

# 患了痛风可能会有的一些表现

## 痛风引起的关节痛有何特点

痛风多见于中老年男性,可有痛风家族史。常因劳累、暴饮暴食、吃高嘌呤食物、饮酒及外感风寒等诱发。痛风是一个急慢性病变交替出现的慢性病程。急性期与慢性期关节痛的特点亦有所不同。

(1) 急性期关节痛:急性痛风性关节炎是痛风最常见的首发症状,亦是痛风最基本的类型。典型发作一般多起病急骤,甚至在午夜足痛惊醒,疼痛高峰为24~48小时,其疼痛性质为刀割或咬噬样,关节及周围软组织出现明显红、肿、热、痛。绝大多数初发患者首发于足趾关节,其次为足背(跗趾)、踝、膝、指、腕和肘关节,多为单关节发病,偶可发生多关节炎。初起可单关节发病,以第一跖趾关节为多见。猝然红肿疼痛,逐渐痛剧如虎咬,痛不可忍,状如针刺,昼轻夜甚,活动痛增,反复发作。继则足踝、足跟、手指和其他小关节出现红、肿、热、痛,甚则关节腔渗液。患者可以在上床睡觉时还健康如常,但到了半夜因脚痛而惊醒,数小时内疼痛症状发展至高峰,关节及周围软组织出现明显红、肿、热、痛,疼痛剧烈时甚至不能忍受被褥覆盖。反复发作后,可伴有关节周围及耳郭、耳轮及趾骨、指骨间出现"块瘰"(痛

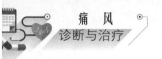
风石)。关节炎发作时,多数患者无全身症状,仅少数伴有头痛、轻度发热、白细胞升高及红细胞沉降率(血沉)加快等。

(2) 缓解期关节痛:随着急性发作次数的增多和病程的演变,尿酸盐在关节内外和其他组织中的沉积逐步加重,受累关节逐渐增多,关节炎症也逐渐演变成为慢性,以致形成关节畸形。从最初发病至慢性关节炎形成平均为 10 年左右。也有少数病例,没有急性发作,呈潜行慢性病变。由于尿酸盐在关节及其周围组织中沉积引起慢性炎症反应,受累关节呈非对称性不规则肿胀和进行性强直、僵硬,以致受累关节持续性疼痛,广泛破坏关节并有较大皮下结节形成,终致病变关节畸形而丧失功能。缓解期多表现为慢性关节疼痛,可伴有局部肿胀。临床可见:关节疼痛、屈伸不利,反复发作,日久不愈,无明显红肿发热;或呈刺痛,固定不移,关节畸形,皮下结节;或皮色不变、皮色紫暗,或溃破成瘘管。

## 痛风引起的关节痛与其他疾病的关节痛有何区别

关节疼痛是痛风的主要临床表现之一,然而其他疾病,如假性痛风、类风湿关节炎、蜂窝织炎、化脓性关节炎等同样也会出现关节痛。痛风性关节炎的关节痛与其他疾病引起的关节痛相比具有以下不同之处。

关节痛初次发作通常男性在 40～60 岁,女性往往在 60 岁以后出现,随着患者血尿酸持续性增高而突然出现急性痛风性关节炎发作。首次发作时,85%～90%为单关节受累,受累部位主要累及下肢,其中有 50%～70% 为第一跖趾关节。典型发作起病急骤,夜间易犯,大多数患者是在睡梦中出现,被疼痛惊醒。关节出现红、肿、热、痛,活动受限,稍有触碰或者活动则产生刀割般的疼痛。有时还可出现淋巴管炎,或出现白细胞增多、发热、红细胞沉降率(血沉)增快等全身表现,这种情况过几天或数周后会自动消失。

如病情未得到及时控制,迁延不愈,反复发作,还可逐渐波及指、趾、腕、踝、膝关节等其他关节部位,同时使周围软组织和骨质受到不同程度破坏,并可导致功能障碍。由于尿酸结晶不断沉积,可逐渐形成痛风石,常见部位有耳轮、关节及关节周围、肾脏。如病情进一步发展,可出现严重的关节功能障碍或畸形,更严重者可引起肾功能衰竭。

因此,当出现关节疼痛,并符合以上特点时,应考虑痛风可能。须及时就医进行检查,如血尿酸、尿尿酸等,必要时应行以下检查确诊痛风。

(1) 关节超声(高频):关节腔内可见典型的"双轨征"或"暴雪征"。

(2) 双能(源)CT:可特异性区分组织与关节周围尿酸盐结晶。

(3) 关节液检查:关节囊滑液在偏振光显微镜下可见弱折光针形尿酸纳晶体。

## 痛风患者为何会有关节痛

痛风急性发作是尿酸钠盐在关节及其周围组织以结晶形式沉

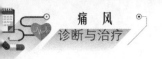

积,引起的急性炎症反应。尿酸钠盐在正常生理情况下(pH 7.4,温度 37 ℃)体液内溶解度为 380.8 $\mu$mol/L(6.4 mg/dl),当体液中尿酸钠盐浓度增高呈过饱和状态时,尿酸钠盐与血浆白蛋白或 $\alpha_1$、$\beta_2$ 球蛋白结合减少,在某些诱发条件下,如亚临床损伤、局部温度降低、局部 pH 降低、疲劳、酗酒等,可有尿酸钠盐微结晶或微小痛风石析出。由于关节软骨、滑膜内及关节周围组织中血管较少,组织液 pH 低、下肢关节尤其足趾承受压力最大,容易损伤,且局部皮温也低,基质中含黏多糖及结缔组织较丰富,因此尿酸容易沉着。尿酸钠盐结晶可趋化白细胞,白细胞和关节囊滑膜内层细胞吞噬尿酸钠盐后,在数分钟内可释放白三烯 B4(leukotriene B4,LTB4)和糖蛋白化学趋化因子。体外试验也表明单核细胞也可受尿酸钠盐结晶刺激,并释放白介素-1(inter-leukin-1,IL-1),能引发痛风炎症并使之加剧。这些因子的产生能被秋水仙碱所抑制,因此秋水仙碱能有效地抑制痛风的发作。吞噬结晶的白细胞迅速脱颗粒,分解释放出胞质和溶酶体酶,引起关节软骨溶解和软组织损伤。大多情况下,尿酸钠盐结晶大量沉积的关节,往往无急性关节炎发作。这是因为痛风性关节炎急性发作主要是由于血尿酸值迅速波动所致。若尿酸值突然升高,可导致尿酸结晶在已饱和状态下的滑囊液中沉淀,形成针状尿酸钠盐;而尿酸值突然降低,则可使关节内痛风石表面溶解,并释放出不溶性针状结晶。其机制可能与下述因素相关。

(1)软骨和滑囊液中含有多种蛋白多糖。若蛋白多糖分子结构不完整,或经胰蛋白酶消化,可使尿酸盐溶解度降低,即抑制微结晶形成的功能下降,则可能导致急性痛风发作。

（2）人体内中心体温与人肢体远端及外周关节腔内温度之间，有一定梯度，如足趾、耳缘等温度明显低于中心体温。痛风患者典型的足部关节炎常在夜间发作，即可能与温度降低有关。痛风性关节炎发作会自行终止，亦可以温度解释。因为急性发作时局部温度升高，使尿酸钠溶解度明显升高，微晶体逐渐溶解吸收，故炎症逐渐消退。此外，机体处于应激状态，肾上腺皮质激素分泌增多，尿酸钠排泄增加，这也可能是患者急性发作自行终止的原因之一。

（3）结缔组织的机械性损伤是引起发作的促发因素。损伤促使关节腔滑囊表面尿酸盐结晶脱落，导致痛风发作。急性痛风常在露宿野外时发作，并且常累及第一跖趾关节，与行走时此关节承受体重的应力最大有关。

## 血尿酸增高就是痛风吗

如果要回答上面这个问题，先让我们弄清楚什么是高尿酸血症和痛风。既往将高尿酸血症分为绝对性和相对性两种。一般认为：体温 37 ℃ 和血 pH 7.4 时尿酸盐的溶解度为 420 $\mu mol/L$（7.0 mg/dl），高于此值尿酸盐即以晶体形式析出而沉积组织。因此，不分男、女，凡尿酸＞420 $\mu mol/L$（7.0 mg/dl）者称为绝对性高尿酸血症；相对性高尿酸血症则由流行病学调查获得的男、女人群血尿酸的 95％ 上限值确定，一般认为男性和绝经期女性高于 420 $\mu mol/L$（7.0 mg/dl），非绝经期女性高于 360 $\mu mol/L$

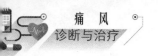

(6.0 mg/dl)认为属高尿酸血症。《2017 中国高尿酸血症相关疾病诊疗多学科专家共识》统一将血尿酸＞420 $\mu$mol/L(7.0 mg/dl)定义为高尿酸血症。痛风则是指由遗传性或获得性病因所致嘌呤代谢障碍、血尿酸增高伴有组织损伤的一组疾病,其发病的必要条件是高尿酸血症,但 80% 的患者终身停留在高尿酸血症却没有任何临床症状的状态,仅有少部分患者发展为临床痛风,表现为急性或慢性的关节炎、尿酸结石、高尿酸血症肾病以及痛风石,这些临床表现可以单独发生,也可以合并出现。因此痛风不仅需要有高尿酸血症基础,还需要有关节炎、肾病、肾结石的症状,关节腔积液或是结节中有大量尿酸盐结晶的证据。而影响关节腔尿酸盐结晶沉积的因素包括血尿酸急剧变化、局部关节腔温度和 pH 的变化、蛋白多糖分子结构改变、创伤刺激以及体内激素变化等诸多因素。血尿酸向关节腔转移及沉积与微循环和局部酸碱度变化的关系尤为密切。因此,高尿酸血症只是痛风发病的生化基础,尿酸盐的沉积才是痛风发病的直接原因。

临床上还有一种有趣的现象,患者就诊时常常问医生,为什么我的关节炎发作的时候尿酸不高,现在不痛了,血尿酸反而升高了? 是的,血尿酸值的高低和临床表现的严重程度不成正比。临床上的确有"血尿酸值正常"的痛风。这样的情况可能由以下原因造成:由于患者在痛风急性发作时,炎症因子促进丘脑—垂体—肾上腺轴分泌,促肾上腺皮质激素释放因子增加,从而使尿酸排泄增加,所以部分患者血尿酸反而不高。有学者认为,痛风性关节炎急性发作主要是由于血尿酸值迅速波动所致。有些患者会因为体检中发现血尿酸升高而紧张不安,如果只有一次血尿酸升高,不能诊断为高尿酸血症。不少因素可能让血尿酸升高,如节食、饮酒,以及进食高嘌呤的食物,应用利尿剂、阿司匹林、吡嗪酰胺等药物,都可能使血中尿酸升高,只要去除这些因素,尿酸就可以恢复正常。因此,不能因一次检查血尿酸升高,就诊断为高尿酸血症,更不能仅因一次血尿酸值升高就戴上痛风的"帽子"。

# 了解一些痛风的常识

## 何谓痛风

　　痛风是由于嘌呤代谢紊乱所致的一组慢性疾病,其临床特点为高尿酸血症及由此而引起的反复发作性痛风性急性关节炎、痛风石沉积、痛风石性慢性关节炎和关节畸形,常累及肾脏引起慢性间质性肾炎和尿酸肾结石形成。现代医学认为:痛风发作的重要生化基础是高尿酸血症,但高尿酸血症并不等于痛风。血尿酸过高者中,只有约10%的人会得痛风,其余终身都可以没有任何痛风症状。

　　痛风的临床表现为高尿酸血症和尿酸盐结晶沉积所致的特征性急性关节炎、痛风石形成、痛风石性慢性关节炎,并可发生尿酸盐肾病、尿酸性尿路结石等,严重者可出现关节致残、肾功能不全。

　　(1) 急性痛风性关节炎。痛风的急性发作是尿酸钠盐(简称尿酸盐)在关节及关节周围组织以结晶形式沉积引起的急性炎症反应。急性痛风性关节炎是痛风的主要临床表现,常为首发症状。主要发生在中老年男性(95%)和停经后妇女(5%)。典型表现为:起病急骤,多于午夜足痛惊醒,疼痛高峰在24～48小时,其疼痛性质为刀割或咬噬样,关节及周围软组织出现明显红、肿、热、痛。绝大多数初发患者首发于足趾关节,其次为足背(跗跖)、踝、膝、指、腕和肘关节,多为单关节发病,偶可多关节发病。关节炎发作时,多数患者无全身症状,仅少数患者伴有头痛、轻度发热、白细胞升高及红细胞沉降率(血沉)加快等。急性痛风性关节炎缓解后,常在1年内复发。复发频度个体差异较大,一般1年内复发占62%,1～2年复发占16%,2～5年复发占11%,10年复发占4%,不复发占7%。

(2)慢性痛风性关节炎。随着急性发作次数的增多和病程的演进,尿酸盐在关节内外和其他组织中的沉积逐步加重,受累关节逐渐增多,关节炎症也逐渐演变成为慢性,以致形成关节畸形。从最初发病至慢性关节炎形成平均为10年。也有少数病例,没有急性发作,呈潜行慢性病变。由于尿酸盐在关节及其周围组织中沉积引起慢性炎症反应,受累关节呈非对称性不规则肿胀和进行性强直、僵硬,以致受累关节持续性疼痛,广泛破坏并有较大皮下结节形成,终致病变关节畸形而丧失功能。

(3)痛风结节。又称痛风石,是尿酸钠沉积于组织所致。由于尿酸盐不易透过血脑屏障,故除中枢神经系统外,几乎在所有组织中均可形成痛风结节,但以关节软骨及关节周围组织多见。痛风结节的特征:①突出皮表呈淡黄色或白色圆形或椭圆形结节;②数目一至十多个;③大者如鸡蛋,小者只有米粒大小;④质地硬韧或较柔软;⑤随体积增大,表皮变薄或损伤而破溃,可流出白色尿酸盐结晶。体表痛风结节的好发部位是外耳,尤其以耳轮和对耳轮多见;其次为尺骨鹰嘴、膝关节囊和肌腱;少数见

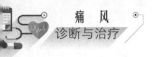
于指掌、脚、眼睑、鼻软骨、角膜或巩膜。

## 无症状就无痛风吗

　　临床上有很多血尿酸值偏高,但是没有出现任何症状的人群。这类人群能否称为痛风患者? 实际上,血尿酸值偏高并不等于痛风。痛风是指尿酸盐沉积在人体不同部位并产生相应病理变化,包括急性或慢性的关节炎、尿酸结石、高尿酸血症肾病以及痛风石,这些临床表现可以单独发生,也可以联合形式出现。因此痛风不仅需要有高尿酸血症基础,还需要有关节炎、肾病、肾结石的症状,关节腔积液或是结节中有大量尿酸盐结晶的证据。只有在高尿酸血症基础上出现这些临床症状才能称为痛风。由于尿酸容易受饮食、药物、运动等外在因素影响,测定波动较大,仅一次测定结果尿酸偏高并不能认定为高尿酸血症。即使是持续的高尿酸血症患者中,也仅 5％～12％最终发展成为痛风,近年来随着影像学的发展,超声及双能 CT 等更具敏感性的技术在临床的广泛应用,发现许多无症状高尿酸血症患者关节及周围组织有尿酸盐结晶沉积,提示高尿酸血症及痛风是一个连续的病理过程,因此即使是无症状高尿酸血症,但仍需尽量查找引起高尿酸血症的原因,重视相关的危险因素如肥胖、酗酒、高血压、高脂血症等,适当地饮食控制,并对血尿酸进行长期及至终身的监测与管理,必要时须药物治疗。

高尿酸血症(hyperuricemia，HUA)是一种以血尿酸水平升高为特征的代谢性疾病，近年来，随着生活水平的提高，高尿酸血症和痛风的发病率逐年上升。据2010年中国医生协会内分泌代谢科医生分会年会《中国高尿酸血症专家共识解读》专题报道：欧美发达国家的流行病学数据显示，HUA的患病率随着国家经济水平的提高而增加，与糖尿病、高脂血症有着相似的流行趋势，提示HUA与生活方式密切相关。据2017年《中国高尿酸血症相关疾病诊疗多学科专家共识》，我国目前尚缺乏全国范围的高尿酸血症流行病学调查资料。来自不同时间和地区，资料显示近年来高尿酸血症患病率总体呈增长趋势，近10年来流行病学研究表明，我国不同地区高尿酸血症的患病率存在较大的差别，为5.46%～19.3%，其中男性为9.2%～26.2%，女性为0.7%～10.5%。中老年男性和绝经后女性高发，且近年来HUA的年轻化趋势明显加剧。

痛风的发病与生活水平的提高密切相关，被称为"帝王病""富贵病"。近年来，随着饮食结构的变化，高尿酸血症和痛风的患病率越来越高。在美国痛风是超过40岁男性中最常见的炎症性关节炎，相关数据显示，美国痛风的患病率由1977—1978年的45/10万上升至1995—1996年的62.3/10万；英国20世纪80年代痛风患病率为0.2%～1.7%，2004年患病率为1.4%，其中65

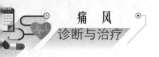
岁以上男性患病率为 7％。国内在东营、日照和威海三市调查 1995—1996 年患病率为 0.352％；2004 年山东沿海地区患病率为 1.14％，近 10 年内增加了 3 倍。据现有资料显示，欧美地区高尿酸血症的患病率为 2％～18％，痛风的患病率为 0.2％～1.7％。南太平洋的土著人群高尿酸血症则高达 64％。我国近 10 年的流行病学数据显示痛风的发病率为 1.42％～3.28％，女性为 0.28％～0.90％。尤其在中老年人群、慢性心血管疾病和糖尿病患者中更容易发病。

高尿酸血症与痛风还与以下因素有关。

（1）性别与年龄：高尿酸血症发生的男女比例为 2∶1，而痛风发病的男女比例为20∶1，这可能是因为男性喜饮酒、赴宴，喜食富含嘌呤、蛋白质的食物，使体内尿酸增加、排出减少导致。痛风患病率随年龄增加而升高，男性 30 岁以上开始明显增加，女性 50 岁开始明显增加，70 岁以上均为高发年龄段。可能与人体肾脏对尿酸的清除率随年龄增加而下降有关。男性痛风发病较早，而女性一般发生于绝经后，主要原因为雄激素可促进尿酸重吸收、抑制尿酸排泄及影响肝脏对嘌呤代谢；而雌激素可促进尿酸排泄。

（2）肥胖、高血压、高血脂：痛风患者常伴发高血压、高血脂、糖耐量异常、肥胖、冠心病等。有研究表明，血压每升高 10 mmHg 血尿酸水平升高 0.03 $\mu$mol/L，而降低血尿酸水平，血压亦随之降低。调查资料显示，痛风组体重指数（body mass index, BMI）、腰臀比、收缩压、舒张压、甘油三酯、总胆固醇、低密度脂蛋白胆固醇和高密度脂蛋白胆固醇均明显高于正常组。

（3）地区与环境：不同国家和不同地区的痛风患病率不同。

造成地区差异的主要原因可能与膳食结构和生活方式不同有关。此外,不同的气候条件有时也会导致痛风发生率的上升,比如高原地区缺氧可引起痛风性关节炎。

## 痛风发病为何会年轻化

研究表明年龄与高尿酸血症和痛风的发生密切相关。高尿酸血症和痛风一般多见于 50 岁以上的中老年男性。然而,近年来随着社会发展及人们生活水平的提高,高尿酸血症及痛风的发病有年轻化趋势。日本的一项调查发现,高尿酸血症在儿童中的发病率,男孩为 8.8%,女孩为 0.6%。可见高尿酸血症和痛风不仅是老年人的常见病,而且已出现年轻化的趋势。这可能与遗传、环境、行为与生活方式以及医疗环境有关。

(1) 遗传因素。原发性痛风有明显的家族聚集性,双亲有高尿酸血症和痛风者比单亲有高尿酸血症和痛风者发病更严重,且趋于年轻化,故提示本病受遗传因素影响。近年研究显示:痛风和高尿酸血症属于复杂的多基因遗传病,具有一定的家族遗传倾向,其发病相关基因主要存在于嘌呤代谢相关的酶和尿酸盐转运蛋白之中。

(2) 环境因素。有研究表明痛风发作大多发生在春夏和秋冬季节交替之时,故痛风的发病可能与环境的季节气候变化有关,气温、气压和湿度的变化可能成为诱发因素。痛风的患病率在不同国家及不同地区都有所不同,造成地域分布差异可能是

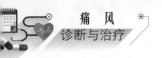

由于经济水平、种族或者是遗传因素引起的,也可能与当地的膳食结构和生活方式有关。另外,在脑力劳动者白领阶层中发病率也较高,以静坐为主的高收入人群中,高尿酸血症患病率远远高于平民和体力劳动者,证明血尿酸的水平与教育程度、经济收入和社会地位亦有关。

(3) 行为和生活方式因素。有研究表明,健康的行为与生活方式有利于防治痛风,而不健康的行为与生活方式则可加速痛风发生、发展。与痛风相关的不健康行为与生活方式主要涉及五方面:①长期摄食高嘌呤、高蛋白质和高脂类食品;②长期大量饮酒;③缺少运动或体力活动;④经常心理应激;⑤不注重健康查体和养生保健。饮食可影响血尿酸水平,进食过多高嘌呤、高蛋白质食物,如海鲜、动物内脏等可使尿酸合成增加,血尿酸浓度升高,引起痛风发作。饮酒相较于饮食更容易引起痛风发作,是痛风的高危险因素。酒类中富含鸟嘌呤核苷,可认为是其促进痛风发生的生物学基础。过度心理应激者会因自主神经兴奋而引起机体血尿酸水平升高,不利于防治痛风。不注重健康体检和养生保健者无法了解和控制自己的血尿酸水平,无意中放纵机体血尿酸水平的升高,直至痛风急性发作时才得知。

(4) 医疗环境因素。高质、高效、健全的医疗卫生服务有利于防治痛风。目前痛风健康教育的不普及,让人们缺少对痛风这一疾病的认识,无法做到早知道、早预防、早治疗。痛风当前的治疗方法多为对症治疗,并且不同地区、不同医院,甚至同一医院的不同科室在痛风治疗方法上也不一致。当前尚无统一标准的痛风根治性治疗方法。且在对其诊断、治疗及预防等的认知方面存在许多盲区与误区,存在诊疗水平参差不齐、患者依从性差、转归不良等状况。另外,许多药物长时间应用能引起痛风的发作,例如降压药里的钙离子拮抗剂、β受体阻滞剂和含噻嗪类利尿剂的复方制剂,心脑血管疾病患者长期小剂量服用阿司匹林等,都可使尿酸排泄减少,导致血尿酸升高而引起痛风发作。

综上可见,痛风病因涉及多种社会因素,不仅涉及生物遗传因素、行为与生活方式因素,而且涉及多种环境因素和医疗卫生服务因素。其中,痛风家族遗传史,气候环境变差,季节交替明显,高嘌呤、高蛋白质、高脂饮食,起居不规律,工作压力大,药物不良反应等是引起痛风年轻化的主要原因。

# 高尿酸血症和痛风有何危害

提起高尿酸血症和痛风,人们常常首先想起痛风性关节炎发作时的红、肿、热、痛,其实痛风的危害远不止于此。高尿酸血症及痛风的主要危害有以下几点。

## 1. 急性痛风性关节炎

原发性痛风最常见的首发症状,好发于下肢关节,典型发作起病急骤,数小时内症状发展至高峰,关节及周围软组织出现明显的红、肿、热、痛,疼痛剧烈,甚至不能忍受被褥的覆盖。大关节受累时可有关节渗液,并可伴有头痛、发热、白细胞增高等全身症状。痛风发作持续数天至数周可自然缓解,关节活动可完全恢复,仅留下炎症区皮肤色泽改变等痕迹,而后出现无症状阶

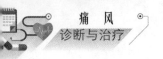

段,多数患者于一年内复发,此后每年发作数次或数年发作一次,偶有终身仅发作一次者。相当一部分患者有越发越频的趋势,受累关节也越来越多,引起慢性关节炎及关节畸形,只有极少数患者自初次发作后没有间歇期,直接延续发展到慢性关节炎。

2. 痛风石及慢性关节炎

未经治疗的患者,尿酸盐在关节内沉积增多,炎症反复发作进入慢性阶段而不能完全消失,引起关节骨质侵蚀缺损及周围组织纤维化,使关节发生僵硬畸形、活动受限,在慢性病变的基础上仍可有急性炎症反复发作,使病变越来越加重、畸形越来越显著,严重影响关节功能。少数慢性关节炎可影响全身关节包括肩、髋等大关节及脊柱。此外,尿酸盐结晶可在关节附近肌腱、腱鞘及皮肤结缔组织中沉积,形成黄白色、大小不一的隆起赘生物,即所谓痛风结节(或痛风石),可小如芝麻、大如鸡蛋或更大,常发生于耳轮、前臂伸面、跖趾、手指、肘部等处,结节初起质软,随着纤维组织增生,质地越来越硬。在关节附近易磨损处的结节,其外表皮菲薄,容易溃破成瘘管,可有白色粉末状尿酸盐结晶排出,但由于尿酸盐有抑菌作用,继发性感染较少见,瘘管周围组织呈慢性炎症性肉芽肿,不易愈合。发生时间较短的质软结节在限制嘌呤饮食、应用降尿酸药物后,可以逐渐缩小甚至消失,但发生时间长的质硬结节,由于纤维增生不易消失。

3. 肾脏病变

临床所见历时较久的痛风患者约1/3有肾脏损害,其主要表现为3种形式。

(1)慢性尿酸盐肾病。持续的高尿酸血症导致尿酸盐结晶沉积于肾组织引起间质性肾炎,早期可仅有蛋白尿和显微镜血尿,且呈间歇出现,故易被遗漏。早期尿酸盐结晶会沉积在肾髓质和乳头区,超声下表现为骨髓质范围内见强回声光斑或小范围,肾锥体乳头更为明显,除此之外痛风病对于肾实质结构及血供无明显影响。因此当痛风患者超声检查发现肾脏锥体回声改变,提示早期肾损害。随着病程进展,蛋白尿转为持续性,肾功能尤其浓缩功能受损,出现夜尿增多、尿相对密度(比重)偏低等现象,病情进一步发展,终于由慢性氮质血症发展到尿毒症症群。以往有 17%～25% 的痛风患者死于肾功能衰竭。由于痛风患者常伴有高血压、动脉硬化、肾结石、尿路感染等疾患,所谓慢性尿酸盐肾病可能是综合因素的结果。

(2)急性尿酸性肾病。由于大量尿酸结晶广泛阻塞肾小管腔,导致尿路梗阻而产生急性肾功能衰竭症状,急性肾损伤若合并血尿酸显著升高($>900~\mu mol/L$)应考虑急性尿酸性肾病,确诊常需肾活检,排除小管间质性肾炎等。确诊后严格低嘌呤饮食,并予水化治疗、降尿酸药物等,病情常可挽回。必要时可进行血液透析治疗。

(3)尿酸性肾石病。原发性痛风患者有 20%～25% 并发尿酸性尿路结石,部分患者肾结石的症状早于关节炎发作。继发性高尿酸血症患者尿路结石的发生率更高。细小泥沙样结石可随尿液排出而无症状,较大者常引起肾绞痛、血尿及尿路感染症状。纯尿酸结石能被 X 线透过而不显影,但混合钙盐较多者,可于尿路 X 线平片上被发现。

此外,高尿酸血症是长期嘌呤代谢紊乱、血尿酸增高所致组

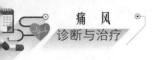

织损伤的一组疾病。临床特点包括高尿酸血症、痛风性急性关节炎反复发作，若治疗不及时，病程迁延，缓慢进展，可引起和(或)加重其他多器官损伤，除上述危害外，还可并发高血压、高脂血症、冠心病、糖尿病、心功能不全、卒中等痛风并发症。病变为痛风性肾病时，可出现明显的氮质血症，发展为肾功能衰竭、尿毒症；病变为泌尿系结石时，若不能及时治疗，最终也会影响肾功能；心脏病变易致动脉硬化及冠心病，严重威胁患者的生命。可见高尿酸血症乃至痛风是嘌呤代谢紊乱所致的全身性疾病，若得不到有效治疗，发展到后期甚至可能危及生命。因此，早期诊断及治疗高尿酸血症和痛风是十分重要的。

## 急性痛风性关节炎有哪些危害

急性痛风性关节炎反复发作可发展为多关节受累，并从急性期的关节局部肿胀发展为慢性期的局部骨质缺损，关节畸形，尿酸盐结晶沉积于关节附近的肌腱、腱鞘及皮肤结缔组织中，形成大小不一的痛风石，多见于跖趾、手指、肘部、耳轮等处。痛风石沉积处皮肤可破溃，形成瘘管，流出白色粉样尿酸盐结晶。在X线片上可看到受累关节的骨软骨缘有骨质缺损，骨关节间隙变宽。痛风石还可沉着于主动脉、主动脉瓣，引起相应的临床症状。在未经治疗的患者，尿酸盐在关节内沉积增多，这种尿酸盐结晶引起周围组织慢性炎症反应，逐渐被上皮细胞、巨核细胞包围，在中性粒细胞参与下形成结节。若发生长时间的炎症，可因反复发作进入慢性阶段而不能完全消失,引起关节骨质侵蚀缺损及周围组织纤维化,使关节发生僵硬畸形、活动受限,并可伴破溃形成瘘管。在慢性病变的基础上仍可有急性炎症反复发作,使病变越来越加重,畸形越来越显著,严重影响关节功能。

## 痛风有家族发病倾向吗

在古代,人们就发现了痛风有家族发病倾向。但在世代和家系中,痛风出现是不规则的。流行病学调查统计,原发性痛风患者,10%～25%有痛风家族史;痛风患者近亲中,15%～25%有高尿酸血症。因此认为原发性痛风是常染色体显性遗传,但外显性不完全。此外,很多因素可影响痛风遗传的表现形式,如年龄、性别、饮食及肾功能等。目前认为,血清尿酸盐浓度是由多基因性状调控的,已确定有两种先天性嘌呤代谢异常症是性连锁遗传,继发性痛风中糖原累积病Ⅰ型(von Gierke病)是常染色体隐性遗传。

## 痛风是由哪些因素导致的

高尿酸血症是痛风发生的必要条件,但并不是所有高尿酸血症均会发展为痛风。由于患者长期持续高尿酸血症,尿酸在组织或关节滑液中呈饱和状态,而使尿酸盐结晶析出并沉积在

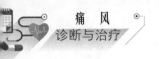
关节、关节周围、皮下及肾脏等部位,可引起痛风性关节炎、痛风结节、肾结石或痛风性肾病等临床表现。

正常人每日产生的尿酸如果生成速率与排泄速率水平相当,则血尿酸值可保持在稳定状态,否则就会出现高尿酸血症。血尿酸增高机制有:①外源性摄入增多,如大量进食富含嘌呤的食物。②体内合成增多。由于存在遗传缺陷,促进尿酸合成酶活性增加,或抑制尿酸合成酶活性减弱,均可使尿酸增多。此外,一些疾病也能导致尿酸合成增加,引起继发性痛风,如肾脏病、血液病。③肾脏排出减少。由于肾脏病变、酸中毒等原因,可使尿酸从肾脏排出减少,引起尿酸增高。

导致以上引起尿酸生成与排泄失衡的原因,可归结为遗传与环境因素。①遗传因素:前面已经提到,痛风有家族性倾向,这是由于遗传因素所导致的。同时种族、年龄、性别等因素也可影响痛风遗传的表现形式。②环境因素:痛风虽与遗传有一定关系,但大部分病例没有遗传史,主要还是由于外在环境因素会成为痛风发病的影响因素。凡可使嘌呤合成代谢增加或尿酸生成增加或尿酸排泄减少的生理缺陷、疾病或药物,均可导致高尿酸血症。例如,高嘌呤膳食、乙醇(酒精)、饥饿、肥胖、高血压、慢性肾衰竭、糖尿病酸中毒等;药物如利尿剂、小剂量水杨酸或滥用泻药等。

近年来认为诸多环境因素导致痛风和高尿酸血症是由于三磷酸腺苷(adenosine triphosphate, ATP)加速分解,其代谢产物即次黄嘌呤、黄嘌呤和尿酸明显增加所致。因此,激烈的肌肉运动、酗酒、缺氧、外科手术、放射治疗、化学治疗均可加速 ATP 的分解,减少 ATP 的合成,使细胞内 ATP 含量降低而引起临床高尿酸血症。

尿酸是人体嘌呤代谢的最终产物,而嘌呤是合成生命遗传物质脱氧核糖核酸(deoxyribonucleic acid, DNA)和核糖核酸(ribonucleic acid, RNA)的重要原料。体内嘌呤可由外来食物分解或体内自行合成,嘌呤经过氧化代谢产生的尿酸主要是由肾脏和肠道排出。每天人体尿酸产生量和排泄量维持一定平衡,如果生产过剩或排泄不良,就会使尿酸堆积在体内,造成血中尿酸过高。现代医学认为:痛风发作的重要生化基础是全身尿酸存量显著增高,超出正常范围,即高尿酸血症(hyperuricemia),约10%高尿酸血症患者最终发展成为痛风。

(1) 原发性血尿酸浓度增高。其原因可归纳为尿酸生成增多(约占10%)和(或)尿酸排泄减少(约占90%)。①尿酸生成增多:人体内尿酸来源分为内源性和外源性。外源性,约20%体内尿酸从富含嘌呤或核蛋白食物中的核苷酸分解而来;内源性,其余约80%体内尿酸由体内氨基酸磷酸核糖及其他小分子化合物合成和核酸分解而来。②尿酸排泄减少:健康男子全身混合尿酸存量约1 200 mg(800~1 600 mg),健康女子约为其一半。男子每日合成尿酸平均750 mg,排出500~1 000 mg,约2/3是以游离尿酸钠盐形式经肾脏由尿液排泄(肾小球滤过),其余1/3在肠道被细菌分解排出。

(2) 继发性血尿酸浓度增高。这是继发于其他疾病过程中

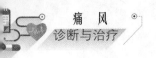
的一种临床表现,也可因某些药物所致。①肾脏疾病:包括由慢性肾小球肾炎、肾盂肾炎、多囊肾、铅中毒、高血压晚期等疾病引起的肾小球滤过功能减退,使得尿酸排泄减少,导致血尿酸浓度升高。慢性铅中毒可造成肾小管损害而使尿酸排泄减少。②代谢性疾病:在糖尿病酸中毒、乳酸性酸中毒及酒精性酮症等情况下,可产生过多的β羟丁酸、游离脂肪酸、乳酸等有机酸,从而肾小管排泄尿酸减少,出现一过性的高尿酸血症,但一般不会引起急性关节炎发作。先天性代谢疾病中,糖原累积病Ⅰ型由于葡萄糖-6-磷酸酶缺陷,使磷酸戊糖途径代偿性增强,导致磷酸核糖焦磷酸(phosphoribosyl pyrophosphate, PRPP)产生增多,并可同时伴有尿酸排泄减少,引起高尿酸血症。③骨髓增生性疾病:如白血病、多发性骨髓瘤、淋巴瘤、红细胞增多症、溶血性贫血、癌症等可导致细胞增殖加速,使核酸转换增加,造成尿酸产生增多。④恶性肿瘤:在肿瘤化疗和(或)放疗后引起机体细胞大量破坏,核酸转换也增加,导致尿酸产生增多。⑤药物:噻嗪类利尿药、呋塞米、乙胺丁醇、吡嗪酰胺、小剂量阿司匹林、烟酸等,均可竞争性抑制肾小管排泄尿酸,引起高尿酸血症。另外,肾移植患者长期服用免疫抑制剂也可发生高尿酸血症,可能与免疫抑制剂抑制肾小管排泄尿酸有关。

## 引起尿酸增高的药物有哪些

一些药物也可能增加尿酸的浓度。提高对这些药物的警惕,并加强监测和预防,能够有效减少药源性高尿酸血症和痛风的发病率。依据其引起尿酸升高的机理,可分为以下两点。

(1) 影响尿酸排泄、升高尿酸水平的药物。此类药物对尿酸排泄影响主要与使肾小球滤过减少、肾小管重吸收增加或分泌减少途径中的一个或多个因素有关。现就下列药物分述之。

● 阿司匹林:有研究证实阿司匹林对肾脏处理尿酸的作用有两种模式,即在高剂量(3 g/d)下的促尿酸排泄作用和在低剂量(1~2 g/d)下的尿酸潴留作用。2000 年 Capsi 等发表前瞻性研究结果显示,75 mg/d 的给药剂量可使血尿酸水平明显升高,给药剂量增加到 150 mg/d、325 mg/d 时,血尿酸水平逐渐下降至接近基线水平。另一项病例变化研究则发现,连续 2 天以上服用低剂量阿司匹林(<325 mg/d),较之于未服用阿司匹林患者,痛风发生风险将增加 81%。因此,长期服用阿司匹林用于预防心血管疾病的患者应定期测血尿酸,保护肾脏功能。

● 抗结核药物:部分抗结核药物中如吡嗪酰胺、乙胺丁醇会引起血尿酸增高,其代谢产物能抑制肾小管的分泌作用,使正常人尿酸排泄减少。国内也曾有关于利福平服用不当后导致急性间质性肾炎合并高尿酸血症的报道,经过治疗肾功能恢复后尿酸恢复正常。

● 利尿剂:噻嗪类利尿剂和髓袢利尿剂如氢氧噻嗪、呋塞米、托拉塞米等最为明显,这些利尿剂由近曲小管有机酸分泌系统分泌,通过竞争抑制可使尿酸分泌减少;其次可促进肾小管对尿酸的重吸收作用;再次,利尿使细胞外液减少,导致近曲小管对尿酸盐回收增加。其他类别利尿剂如螺内酯、阿米洛利等曾被

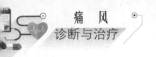

认为对尿酸影响较小。然而近年来一系列研究表明,几乎所有的利尿剂均有可能诱发高尿酸血症,如低剂量螺内酯也会增加慢性肾病患者的血尿酸水平,这可能与长期使用利尿剂后患者容易耗竭和血浆肾素活性增加有关。此外,临床中当特别注意一些含有利尿剂的复合制剂,如复方降压片、珍菊降压片等。

● 钙离子拮抗剂:钙离子拮抗剂种类繁多,不但降压作用迥异,对血尿酸的影响也有很大不同。这种差别主要在于它们对胰岛素、肾上腺皮质激素等的影响不同,导致对肾脏排尿酸的作用也不同。其中长期服用硝苯地平、尼卡地平、普萘洛尔等可使血尿酸升高明显;尼群地平、尼索地平等对血尿酸影响稍小;苯磺酸氨氯地平有促进尿酸排泄作用。

● 血管紧张素转换酶抑制剂(angiotensin converting enzyme inhibitor, ACEI)和血管紧张素Ⅱ受体阻滞剂(angiotensin receptor blocker, ARB):其中 ARB 类药物因可增加肾脏血流量,加速尿液、尿酸和尿钠的排出,被推荐用于高血压合并高尿酸血症患者。而 ACEI 类药物则有争议:一方认为其有明显增加肾脏血流量、促进尿酸排泄的作用,有临床观察福辛普利在降压同时亦有显著降尿酸作用;另一方临床报道认为,ACEI 仅扩张肾动脉的一部分,用药后肾脏总血流量反而减少,从而使尿酸排出减少,更易加重高尿酸血症而诱发痛风。比如,卡托普利长期用于老年患者导致肾小球滤过率下降,致血尿酸升高。长期服用这类药物对血尿酸产生的影响,仍需进一步研究。此外,部分 ACEI/ARB 与小剂量利尿剂联合用药方案显示出对于尿酸影响减小的优势,值得进一步关注。

● β受体阻滞剂:这类药中有些阻碍尿酸排泄、升高血尿酸作用较明显,如普萘洛尔、纳多洛尔等;有些对尿酸影响作用极小,如美托洛尔、倍他洛尔等,一般不会使血尿酸升高。

● 降糖药:格列本脲、格列苯脲、格列齐特等磺脲类药物长期服用影响肾功能、减少尿酸的排出;格列喹酮对尿酸影响不大。双胍类降糖药则可能导致体内乳酸积聚,从而抑制肾近曲小管的尿酸分泌,而高胰岛素则可使肾脏钠离子和尿酸的重吸收增加、升高尿酸。

● 左旋多巴:该药可以进一步代谢为高香草酸和苦杏仁酸,在肾脏竞争性影响尿酸排泄,引起尿酸升高。

● 免疫抑制剂:环孢素、他克莫司可作用于肾小管细胞胞浆中的钙离子结合蛋白,同时诱导肾皮质线粒体酯质过氧化,造成肾组织损伤,进而影响血尿酸的分泌和排泄。

● 烟酸:该药对血尿酸的影响是剂量依赖性的,文献报道约有20%的用药者出现血尿酸升高,缓释剂可以避免因短时间内药物大量吸收导致高尿酸血症,而其衍生物阿昔莫司不引起血尿酸升高。

● 抗生素:比如头孢菌素、青霉素、喹诺酮类药物均有导致高尿酸血症的报道,其机制尚不清楚,可能和药物在肾小管析出结晶,导致肾机械性损伤及肾小管分泌紊乱有关。青霉素大量连续注射可竞争性抑制尿酸分泌,导致血尿酸升高。

(2)影响嘌呤合成,促进其代谢使尿酸生成增加的药物。

● 抗肿瘤药物:嘌呤拮抗剂因其与内源性嘌呤具有相似结构,干扰正常嘌呤代谢,在肝内黄嘌呤氧化酶作用下可生成尿酸

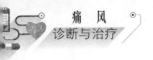
衍生物,高细胞毒性化疗药物作用于肿瘤特别是血液系统恶性肿瘤时,致使大量细胞死亡,嘌呤降解急剧增加,导致尿酸蓄积,引发高尿酸血症。

● 胰酶制剂:大剂量胰酶中含有大量嘌呤,可导致高尿酸血症。

## 何谓高尿酸血症

正常人无嘌呤膳食时,随尿排泄的尿酸量是恒定的,这是因为体内嘌呤合成与分解速度处于相对稳定状态,所以尿酸生成与排泄速度也较恒定。正常嘌呤饮食状态下,非同日2次空腹血尿酸水平男性和绝经期女性高于 420 $\mu$mol/L(7.0 mg/dl)即称为相对性高尿酸血症。无论何种性别和年龄,凡是血尿酸值>420 $\mu$mol/L(7.0 mg/dl)为绝对高尿酸血症。高尿酸血症是痛风发生的最重要的生化基础。但是不少高尿酸血症患者可以终身不发生症状,而少部分痛风患者在急性关节炎发作期血尿酸水平却在正常范围,这些都说明痛风发病原因较为复杂,也说明高尿酸血症和痛风是应加以区别的两个概念。在临床上,高尿酸血症患者只有出现急性关节炎、痛风石、慢性关节炎、关节畸形、慢性间质性肾炎和尿酸性尿路结石等症状时,才称为痛风。对于从未有过关节炎发作及影像学检查未发现尿酸盐晶体沉积和(或)痛风性易侵蚀者,只能称为无症状高尿酸血症,它只是一种生化上的异常,只要注意饮食或找出原因矫正,尿酸值可能会恢复正常,而痛风则是一种疾病状态。

高尿酸血症和痛风可分为原发性和继发性两类。在排除其他疾病的基础上，由于先天性嘌呤代谢紊乱和(或)尿酸排泄障碍所引起的，称为原发性高尿酸血症或痛风；继发于肾脏疾病或某些药物所致尿酸排泄减少、骨髓增生性疾病及肿瘤化疗所致尿酸生成增多等原因导致的，称为继发性高尿酸血症或痛风。

# 痛风的发病机制如何

随着人们对痛风的了解越来越深入，对于痛风也有了较为成熟的治疗方案，但实际上对于大多数原发性痛风，病因并不明确。也正因如此，痛风目前尚无根治方法。因此对痛风发病机制和治疗药物的研究已越来越引起人们的重视，研究的重点针对高尿酸血症形成机制(包括尿酸生成增多及排泄不畅)、痛风炎症发生机制及相关基因等。

1. 高尿酸血症形成机制

(1) 尿酸生成增多。此因素所致者占发病患者的10%。在嘌呤代谢中，酶起着重要的反馈调节作用。因此一些遗传缺陷致使这些酶缺乏或是活性改变，将会导致高尿酸血症。如次黄嘌呤鸟嘌呤磷酸核糖转移酶(hypoxanthine guanine phosphoribosyl transferase, HGPRT)基因和磷酸核糖焦磷酸合成酶(phosphoribose pyrophosphate synthase, PRPS)基因是此领域近期研究的热点。HGPRT 基因位于人染色体 Xq2627 上，有9 个外显子。有关 HGPRT 缺陷的遗传性突变谱研究发现，突

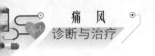
变可以分布在整个 *HGPRT* 基因,外显子 3、8 上可突变的位点较多,突变类型包括单碱基突变、碱基缺失及移码突变等。基因点突变、插入或缺失等均可导致 *HGPRT* 的活性下降,使尿酸生成增加。*PRPS* 活性过高引起次黄嘌呤核苷酸合成增加,导致尿酸合成增多。*PRPS* 基因的研究发现,在第 578 位核苷酸发生 ArgThr 的替换,使 *PRPS* 的功能异常,导致血尿酸增多。另有研究表明,N5,N10-亚甲基四氧叶酸还原酶(5,10-methyleneterahydrofolate reductase,MTHFR)的活性改变亦可使尿酸增多,是高尿酸血症的独立危险因素。

(2)尿酸排泄不畅。原发性痛风尿酸排泄不畅约占患者的90%。研究表明肾脏尿酸盐转运由 4 个部分组成:肾小球的滤过、肾小管的重吸收、肾小管的分泌及分泌后的重吸收。由于肾小球滤过的尿酸 98% 以上被近端肾小管重吸收然后再分泌,因此肾小管是影响尿酸排泄的最重要因素。近年研究发现,一些尿酸盐转运蛋白参与近曲肾小管对尿酸盐的主动分泌和重吸收。其基因变异可能是高尿酸血症的重要发病机制,包括:①人尿酸盐阴离子交换器(human urate anion exchanger 1,hURAT1)。hURAT1 是一种有机阴离子转运体,位于肾皮质近曲小管上皮细胞,主要参与尿酸在肾近端小管的重吸收,并呈时间依赖性和有饱和性。研究表明,hURAT1 为促尿酸排泄药物的靶位点,其基因突变所导致的功能降低可致低尿酸血症。hURAT1 通过细胞内的单价阴离子与管腔中的尿酸交换而重吸收肾小球超滤液中的尿酸,许多有机阴离子都可影响尿酸盐经 hURAT1 的转运过程。促尿酸排泄的药物如丙磺舒、氯沙坦可直接抑制小管细胞顶侧的 hURAT1,起抑制尿酸重吸收的作用。抗尿酸排泄的物质如乳酸盐可刺激阴离子交换和尿酸重吸收。②人有机阴离子转运体(human organic anion transporter, hOAT)由 *SLC22A6* 基因编码。hOAT1 主要表达于近端小管细胞基底外侧膜,是电中性的对氨基马尿酸(para-aminohippuric acid, PAH)/α 酮戊二酸交换子。其底物很广泛,包括尿酸盐、环核苷酸、二羧酸盐、抗肿瘤药等。hOAT1 对尿酸的转运具有时间和剂量依赖性,在达平台期前,其对尿酸的转运随时间呈线性增加,许多有机和无机阴离子可以影响尿酸盐经 hOAT1 转运。因 hOAT1 主要表达于近曲小管的基底膜,推测可能在管周间隙摄取尿酸盐入肾小管上皮细胞中起重要作用。hOAT3 由 *SLC22A8* 基因编码,是一个有机阴离子/二羧酸盐转运子,调节许多有机二价阴离子如 α 酮戊二酸进入肾近端小管细胞,尿酸和 α 酮戊二酸在近曲小管的基底膜侧交换,从而有利于尿酸盐的分泌,或者与基底膜的尿酸盐排入管周毛细血管及随后的尿酸盐重吸收有关。同时,hOAT3 在肾脏清除药物中起重要作用。③托霍蛋白是尿酸转运体,也称尿调节素,它是尿中含量最多的蛋白。一旦基因的突变使尿调节素蛋白的结构或表达异常而使功能减弱或丧失,将导致尿的浓缩功能降低和高尿酸血症。④其他转运体:有多药物抵抗蛋白(muhidrug resistance protein 4, MRP4)、尿调节素(uromodu-lin, UMOD)、人尿酸盐转运体(human urine hydrochloric acid transporter, hUAT)等,均与尿酸的转运排出有密切的关系。

2. 痛风炎症发生机制

沉积的尿酸盐结晶被吞噬细胞、白细胞吞噬后,可破坏细胞

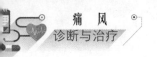

的溶酶体等细胞器,释放出蛋白水解酶、激肽、组胺、趋化因子等物质,引起局部血管扩张和通透性增加、血浆渗出、白细胞聚集等炎症反应;炎症细胞释放白介素(IL-1、IL-6)、肿瘤坏死因子(tumor necrosis factor, TNF)等细胞因子,激活环氧化酶 2(cyclo-oxygenase Ⅱ, COX2)合成前列腺素类,更使炎症范围进一步扩大。一些中性粒细胞趋化因子,包括钙结合蛋白 S100A8 和 S100A9,在尿酸盐结晶诱导的炎症反应中参与了中性粒细胞的游走。激肽介导疼痛反应,通过第二信使作用于局部和旁分泌,刺激感觉神经末梢而产生疼痛。受影响组织的实质细胞,如滑膜细胞和肾脏的肾小管上皮细胞,也能内吞尿酸盐结晶,释放细胞因子。COX2 在伴有高尿酸血症的残余肾大鼠肾前血管表达增加,且其表达水平与尿酸水平及血管平滑肌增殖相关,这一作用的机制是通过 COX2 活化从而使血栓素表达增加来实现的。尿酸也促使单核细胞趋化蛋白 1(monocyte chemoattractant protein, MCP1)在血管平滑肌细胞的表达,可能是尿酸直接进入血管平滑肌细胞后使丝裂原活化蛋白激酶(mitogen-activated protein kinase, MAPK)和神经激肽 B(NKB)活化实现的。

此外,也有学者研究中医中药治疗痛风的机制,如肉桂细枝甲醇提取物,野菊花、泽兰、虎杖水提取物等一些中药成分,通过抑制黄嘌呤氧化酶(xanthine oxidase, XOD)的活性而发挥作用;黄柏与二妙丸的水提取物能降低对氧嗪酸钾盐诱导的高尿酸血症模型小鼠的血清尿酸水平等。

对痛风研究的不断深入和痛风发病机制的揭示,以及尿酸转运体新靶点的发现,对于今后新药物的选择开发、痛风及高尿酸血症的预防及治疗都有着重要意义。

# 痛风好发于哪些人群

痛风分为原发性痛风和继发性痛风。原发性痛风是常染色体显性遗传，但外显性不完全，10％～35％有家族遗传性，多种因素可影响其表现形式，先天性酶缺陷与数种嘌呤代谢催化酶密切相关。继发性痛风中糖原累积病Ⅰ型是常染色体隐性遗传，其发病与富含高嘌呤类食物，尤其海产品、动物内脏、乙醇（酒精），超重和肥胖，脑力劳动者及经济富裕阶层，肾脏疾病、血液病，长期服用某些药物，肿瘤放、化疗等多种因素密切相关。

（1）有家族史者。痛风有家族性发病倾向。痛风患者的后代患痛风的概率会高于非痛风患者的后代；近亲结婚不利于预防痛风，其后代患痛风的概率会增加。

（2）中老年男性以及绝经后女性。痛风是一种以男性患病为主的中老年性疾病。这是因为男性喜饮酒、赴宴，喜食富含嘌呤、蛋白质的食物，使体内尿酸增加、排出减少。痛风发病具有明显的年龄特征，虽见于各年龄段，但原发性痛风以中年人最为多见，40～50岁是发病的高峰年龄。男性通常在45岁发病，女性通常要到绝经期后才发病。女性的高发年龄在绝经期后，这是因为女性体内雄激素可使细胞器的磷脂膜对尿酸盐结晶有易感性而引起细胞反应，女性体内雌激素可使磷脂膜抵抗此种结晶沉淀，雌激素对肾脏排泄尿酸有促进作用，并可抑制关节

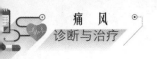

炎发作,绝经期后体内雌激素水平急剧下降,所以易发生高尿酸血症与痛风。

(3) 高嘌呤饮食及饮酒者。高嘌呤饮食可使尿酸的合成增加,血尿酸浓度升高,反之低嘌呤饮食可使血尿酸浓度降低。含嘌呤量较高的食物有海产品、动物内脏等。而饮酒对痛风的影响远比饮食大得多。长期饮酒可使血乳酸水平增高,抑制肾小管尿酸的排泄,导致血尿酸增高,还可促进核苷在肝脏的分解代谢,使血尿酸增高。流行病学研究显示,饮酒是高尿酸血症的危险因素之一,并且饮酒量与血尿酸水平相关。酒精摄入与痛风发病风险呈正相关,其中重度饮酒者痛风发病风险增加2.64倍,禁饮黄酒、啤酒和白酒,红酒是否增加血尿酸水平尚存在争议。

(4) 肥胖、代谢性疾病患者。肥胖的人易发生高尿酸血症和痛风,体重与高尿酸血症呈明显相关。肥胖引起高尿酸血症可能与体内内分泌紊乱如雄激素和促肾上腺皮质激素水平下降或酮生成过多抑制尿酸排泄有关,而并非是肥胖本身直接造成的。研究表明,作为嘌呤代谢紊乱的原发性高尿酸血症与高血糖、高胰岛素血症及高甘油三酯等在发病机制上密切相关,痛风常伴发胰岛素抵抗、糖尿病、高脂血症、冠心病等。

(5) 脑力劳动为主的白领阶层。痛风是一种富贵病,近代研究表明,痛风多见于中上层社会的人,如知识阶层、商贾富豪的发病率高于平民和体力劳动者。但是,随着现代社会的进步,人们物质生活水平的提高,不同人群在痛风发病中的区别日益减少,痛风已成为现代生活文明病中的一种。

## 饮食与痛风的关系如何

痛风是由于嘌呤代谢紊乱导致尿酸生成增多所引起,因此,过多食用富含嘌呤的食物会增加痛风和高尿酸血症的易感性。由于食物中的嘌呤绝大部分在体内代谢后生成尿酸,很少能被机体利用,所以从食物中摄取嘌呤量的多少,直接对血尿酸的浓度产生影响。

(1)高嘌呤饮食是痛风发病的重要诱因。日常膳食中不同食物所含嘌呤的量差别很大,动物蛋白质含嘌呤较高,摄入过多会导致高尿酸血症。富含嘌呤的食物包括各类家畜禽,例如猪肉、牛肉、羊肉、鸡肉、鸭肉、鹅肉等,以及动物内脏尤其是脑、肝、心等。以大米和蔬菜为主食的传统亚洲饮食嘌呤含量低,因此这些国家痛风的发病相对来说较少。相比之下,欧美国家的人们摄入大量的肉类和海产品等富含嘌呤的食物,容易患痛风和高尿酸血症。

(2)不同奶制品对痛风影响不同。有学者研究血尿酸水平与肉类、海产品及乳制品的关系后发现,随肉类或海鲜摄入量的增加及乳制品摄入量的减少,血尿酸水平会随之增加。虽然每天饮用1次以上乳制品而不伴随肉类和海鲜嘌呤负荷的人群,血尿酸水平比每天不饮用乳制品的人群低,但并未发现总蛋白的摄入量与尿酸水平有关联。这可能由于乳制品嘌呤含量低,牛奶中的酪蛋白和乳清蛋白可增加尿酸的排泄,从而降低血尿酸。

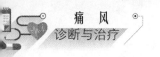

因此,有学者认为低脂奶对痛风有保护作用。但酸奶中含乳酸较多,乳酸与尿酸竞争排泄,对痛风患者不利,故不宜饮用。

(3) 蔬菜水果需要如何选择? 蔬菜、水果这些植物类的饮食,能够为人体提供丰富的维生素、膳食纤维等人体重要的营养素,是健康膳食重要的组成部分。然而和动物性食物来源一样,部分蔬菜也含有较高的嘌呤含量,包括海带、海苔、紫菜、蘑菇干(香菇干、榛蘑干、猴头菇干、木耳干)、豆类(黄豆、绿豆、腐竹、豆腐干)及部分绿叶蔬菜如芹菜、菠菜、西兰花等。这些蔬菜曾被认为和血尿酸升高与痛风发生有关。然而近年来关于膳食和高尿酸血症以及痛风的相关研究发现,素食者(特别是食用乳制品的素食者),高尿酸血症和痛风风险明显降低,即使是纯素食者,其血尿酸依然保持在正常范围内,植物中嘌呤、纤维素、维生素 C 协同作用,减少了植物饮食中尿酸生成,因此高嘌呤的新鲜蔬菜和黄豆、豆浆、豆腐等新鲜豆制品不增加血尿酸,痛风患者可以食用,并推荐每日摄入蔬菜 300~500 g,大豆 25 g。

水果不是高嘌呤食物,富含维生素,过去并不认为对于高尿酸血症和痛风患者存在任何禁忌。而近年来发现部分水果富含果糖。果糖在肝脏磷酸化会消耗能量 ATP,同时消耗大量无机磷酸盐,从而限制二磷酸腺苷向 ATP 转化,最终导致尿酸合成旁路途径的底物 AMP,生成增加;果糖还可通过增加胰岛素抵抗及循环胰岛素水平间接增加血尿酸水平,是痛风和高尿酸血症的高危因素,因此,高尿酸血症和痛风患者在选择水果时建议尽可能选择果糖含量较低的水果,如青梅、青瓜、西瓜、椰子水、葡萄、草莓、樱桃、菠萝、桃子、李子、橄榄等,避免食用果糖含量较高的水果,如苹果、无花果、橙子、柚子、荔枝、柿子、桂圆、香蕉、杨梅、石榴等,并推荐每天食用低果糖水果300 g,由于果汁饮品中富含果糖,建议避免食用。

(4) 维生素 C 也是双刃剑。在维生素 C 对血尿酸水平的双盲干预实验中,184 例参与者每天服用 500 mg 维生素 C 或者安慰剂持续 2 个月,两组摄入等量的蛋白质和嘌呤膳食,实验结果显示,维生素 C 降低了血尿酸水平,降低幅度达 89.25 $\mu$mol/L(1.5 mg/dl)。维生素 C 的保护作用可能是通过竞争性抑制结合位点活性从而增加尿酸的肾脏排泄以及减少尿酸在肾脏重吸收达成的。但是大剂量应用维生素 C 3～7 天,尿中草酸盐含量可增加 10 倍,敏感者可发生痛风性关节炎、肾结石。

(5) 咖啡和茶是否可以饮用? 咖啡和浓茶属于低嘌呤饮料,有人对咖啡、茶、咖啡因摄入量与血尿酸之间的关系进行评估后发现,血尿酸水平随咖啡摄入量的增加而下降。适量地摄入含咖啡因的咖啡与不含咖啡因的咖啡相比,血尿酸水平也较低,而摄入含咖啡因的茶及其他饮料却无此现象,提示有降低血尿酸水平作用的是咖啡中的某些成分而非咖啡因。咖啡中含绿原酸,而绿原酸是一种抗氧化物质,有研究表明绿原酸可以降低血糖浓度并和咖啡中的其他抗氧化剂一起降低氧化应激的水平。茶中同样含有许多不同的抗氧化剂,但咖啡中抗氧化剂的抗氧化作用比茶中抗氧化剂的作用更强。

综上所述,饮食因素作为重要的环境因素导致高尿酸血症的发生,饮食结构中饮酒及摄入辛辣食物、海鲜食物、肉制荤汤在高尿酸血症及代谢综合征的发生与发展过程中起到了推波助

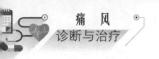
澜的作用,而乳制品、蔬菜及水果是其保护性因素。但国内目前并没有前瞻性的营养危险因素的确切数据。

## 饮酒与痛风的关系如何

乙醇(酒精)已被认为是增加高尿酸血症和痛风发作的潜在危险因素。已经有大量研究表明,饮酒量增加,会导致高尿酸血症和痛风发生风险增加。2013 年的一项研究,对 42 924 名参与者进行荟萃分析,发现与不饮酒或偶尔饮酒相比,少量饮酒(每天不超过 1 杯)、中等量饮酒(每天不超过 1~3 杯)和大量饮酒(每天超过 3 杯)与痛风发作的相对危险度(RR 值)分别为 1.16、1.58 和 2.64,表明饮酒这一行为增加了痛风发生风险,且呈现量效相关性,每日饮酒量越大,痛风和高尿酸血症发生概率越高。其机制主要有三,一为乙醇代谢消耗三磷酸腺苷(ATP)产生单磷酸腺苷(AMP),后者导致尿酸生成增加;二为乙醇通过尿酸转运体交换尿酸,促进肾小管尿酸重吸收;三为酒精饮品本身含有嘌呤。

不同种类的酒精对于血尿酸会产生不同的影响。酒精饮品中啤酒、白酒/烈酒的嘌呤含量明显高于黄酒、红酒、日本清酒。曾有研究显示啤酒比其他酒类所含嘌呤高 10 倍多,甚至高于饮用白酒和烈酒,而红酒摄入则与血尿酸水平负相关,因此得出结论认为可以适度饮用葡萄酒。但近年来的一些大型流行病学研究不支持上述结论。一项前瞻性研究均发现与每月饮葡萄酒少于一杯的男性相比,每天饮酒≥2杯的男性痛风发生相对风险度为1.05,另一项大型问卷研究也发现,红酒、白酒、啤酒均与血尿酸升高相关,提示不同类型酒精饮品的摄入均与痛风发作风险显著增加相关。因此,各国建议和指南普遍倾向于建议痛风患者避免饮酒。

此外,在这些研究中还有一项有趣的发现,Gaffo等研究发现,较之于男性,啤酒摄入更容易引起女性血尿酸升高,这一性别差异在红酒、白酒/烈酒、日本清酒中尚缺乏相应数据。

## 富裕人为何易患痛风

从痛风疾病史的记载来看,早在古希腊—罗马时代,痛风即为欧洲人典型难治的一种疾病,尤其是追求美食的上流社会的贵族们,很多人都患有痛风病。据有关专家统计,痛风发病率在0.3%左右。历史上不少著名人物和科学家,如美国总统富兰克林,马其顿国王亚历山大大帝,法国国王路易七世、路易十四世,英国女王安妮,我国元世祖忽必烈,宗教领袖约翰·卡尔文、马丁·路德金,著名科学家牛顿、哈维,英国大文学家弥尔顿等都曾患过痛风。所以也有人称痛风为"帝王病"或"富贵病"。它的发生和美酒佳肴、营养过剩有密切关系。

中国古代医学文献中早就指出,痛风因过食膏粱厚味而发病。在那个时代,营养条件好的人比营养条件差的人易患痛风,也就是说生活条件优越的富人比生活条件贫瘠的穷人更易得痛

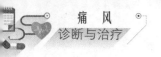

风。有关医学文献记载提示,在战争年代与饥荒蔓延的岁月,痛风的发病人数明显下降,而在和平安定年代,物质供应十分充裕的情况下,痛风的发病人数则明显上升。过去认为,东方民族患痛风者比较少见,但事实证明,近年来其发病率在逐年增加。在第二次世界大战以后,日本经济复兴时期,蛋白类食品成倍增加,痛风从而一跃成为一种极为流行的疾病。日本的相扑力士由于每日摄入过量的营养,特别是蛋白质肉食摄入量较多,致使他们身体肥胖过度,患痛风的概率比一般人高出好几倍。

从痛风患者职业分布方面来分析,据我国一组160例痛风患者的统计,干部、教师等脑力工作者有120人,占75%,工人、农民等体力劳动者40人,占25%。在干部、高级知识分子、商人及其他从事脑力劳动的职业中,因为工作条件优越、体力活动较少、收入水平较高,因而饮食水平也较高,经常吃一些鱼类、肉类等,而这些食物中的嘌呤类物质含量一般都很高,也就容易发生痛风。

当今人类已进入现代文明社会,物质生活水平已大大超过帝王将相的封建时代,人们饮食结构的改变、生活节奏的加快,已使痛风不再是达官显贵们的专利,痛风已悄悄进入寻常百姓家。20世纪80年代以来,随着我国经济的迅速发展,饮食结构发生了改变,由传统的糖类及较低水平蛋白质食物,转变为蛋白质含量较高的食品。而部分人群缺乏适当的体力活动,使体重超过标准,痛风的发病率呈直线上升,南方上升的趋势比北方明显,沿海地区发病率相对较高,预计在今后,我国痛风的发病人数还会增加。有资料统计,近20多年间,痛风的初发平均年龄下降了 6.3 岁,不到 40 岁的初发病者增加了 26.3%,现在已占了痛风患者中近六成。究其原因,是否患痛风取决于饮食、生活行为方式,换言之,以现代生活方式来看,社会物资丰富,人们生活水平普遍提高,如果平时不注意多锻炼身体,饮食不节,嗜好美酒、鱼肉、海鲜等,痛风就可能会降临到你身上。

## 痛风为何"重男轻女"

新生儿出生后 24 小时血尿酸浓度开始上升,约 3 天后达稳定状态且一直持续至青春期。青春期以后,男性血尿酸水平增加较女性快,并于 50 岁达到高峰。而女性在青春期后,血尿酸水平上升不明显,于更年期后才迅速上升达到与男性相似的血尿酸水平,这可能是由于雌激素对肾脏排泄尿酸有促进作用。男性多因年龄增长、全身代谢能力下降,尿酸的代谢能力也随之下降,因此血液中的尿酸浓度升高。女性尿酸升高则好发于绝经期后,这是由于女性雌激素有促进肾脏对尿酸的清除作用,在青春期时,能促进尿酸排泄,但在绝经期后,雌激素水平明显降低,减少了肾脏对尿酸的清除率,血尿酸水平相应升高。据报道,原发性痛风患病率男性高于女性,男女之比约为 20：1,即 95% 的痛风患者是男性。男女高尿酸血症患病之比为 2：1。痛风及高尿酸血症多发于 50 岁以上的中老年人,脑力劳动者、体胖者发病率较高。

痛风偏爱男性的原因是女性体内雌激素能促进尿酸排泄,并有抑制关节炎发作的作用。男性喜饮酒、赴宴,喜食富含嘌呤

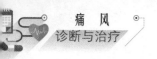

和高蛋白质的食物,使体内尿酸增加、排出减少。有医生统计,发病者中筵席不断者占 30％;常吃火锅者发病也多有增加,这是因为火锅原料主要是动物内脏、虾、贝类、海鲜,再饮啤酒,自然是"火上浇油"了。调查证明:涮一次火锅比一顿正餐摄入嘌呤高 10 倍,甚至数十倍。一瓶啤酒可使尿酸升高 1 倍。高血压患者患痛风可能性会增加 10 倍。痛风与糖尿病一样是终身疾病,关键是患者自己控制饮食,多食含嘌呤低的碱性食物,如瓜果、蔬菜,少食肉、鱼等酸性食物,做到饮食清淡、低脂低糖、多饮水,以利体内尿酸排泄。

在此告诫痛风患者:男人不要酗酒,荤腥不要过量。一旦诊断为痛风,肉、鱼、海鲜都在限食之列。辛辣、刺激的食物也不宜多吃,还要下决心戒酒!

## 何谓代谢综合征

代谢综合征是指人体内葡萄糖、蛋白质、脂肪代谢异常的病理现象,它与过去所说的"胰岛素抵抗综合征"或"X 综合征"其实是一回事。

1988 年美国学者里文(Reaven)提出"X 综合征",并认为胰岛素抵抗是上述代谢紊乱的基础,各成分关系尚不清楚,故称为"X 综合征",也有学者将其称为"胰岛素抵抗综合征"。1995 年,有学者提出"共同土壤学说",认为胰岛素抵抗及其继发的代谢异常是 2 型糖尿病、动脉粥样硬化、高血压病和冠心病的共同土壤。近年来的研究又逐步发现微量白蛋白尿、缺血性脑血管病、瘦素(leptin)、肿瘤坏死因子等炎症因子也与胰岛素抵抗密切相关。

2004年4月,中华医学会糖尿病分会正式推出了适合中国人群特征的诊断代谢综合征标准,根据这个标准,我们日常所说的"三高"就是典型的代谢综合征的表现。如果体检指标存在以下4项中的3项,那么就可以诊断为代谢综合征:①超重和(或)肥胖。体重指数≥25 kg/m² 。②高血糖。糖调节受损或已诊断为糖尿病者。③高血压。收缩压/舒张压≥140/90 mmHg 和(或)已经确诊为高血压并治疗者。④血脂紊乱。空腹甘油三酯≥1.7 mmol/L 和(或)空腹高密度脂蛋白胆固醇男性<0.9 mmol/L、女性<1.0 mmol/L。

代谢综合征的具体表现包括以下几点。①肥胖,尤其是腹型肥胖。根据最新公布的亚太区人口肥胖标准,当体重指数[体重指数＝体重(kg)/身高(m)的平方]超过 25 kg/m² 时,即称为肥胖。所谓腹型肥胖,顾名思义是指腹部有大量脂肪堆积,导致超重,它还有一种叫法,即"苹果形身材",因为苹果形身材的人腰腹部过胖,状似苹果,细胳膊细腿大肚子,又称向心型肥胖、内脏型肥胖,这种人脂肪主要沉积在腹部的皮下及腹腔内。男性腰围大于 85 cm 即二尺六寸,女性腰围大于 80 cm 即二尺四寸,应视为苹果形肥胖。当然这是根据亚洲人的体型制定的标准。②胰岛素抵抗。胰岛素抵抗是指我们身体的外周组织(肌肉、脂肪和肝脏)对胰岛素的敏感性降低,表现为这些组织对葡萄糖的摄取和利用障碍,也就是说正常数量的胰岛素对这些器官的作用下降。存在腹型肥胖的人一定会伴有胰岛素抵抗,另外也可经由胰岛素释放试验和 C 肽释放试验进行诊断。胰岛素

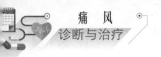

抵抗是引起血糖异常的主要病理机制之一,也是糖尿病的前期表现。③糖调节受损或糖尿病。糖调节受损包括了空腹血糖异常(空腹血糖≥6.1 mmol/L)、葡萄糖耐量异常(餐后 2 小时血糖≥7.8 mmol/L),2010 年美国糖尿病联盟发布的《糖尿病标准化诊治指南》中还增加了糖化血红蛋白 5.7%～6.4%的人群。④高血压。⑤血脂紊乱。包括空腹甘油三酯、胆固醇升高,高密度脂蛋白降低。⑥微量白蛋白尿。人体代谢正常情况下,尿中的白蛋白极少,具体到每升尿白蛋白不超过 30 mg(即≤30 mg/L),所以叫微量白蛋白。如果在体检后发现尿中的微量白蛋白在 30～200 mg/L 范围内,就属于微量白蛋白尿。

代谢综合征病名的提出,使人们认识到葡萄糖耐量异常或 2 型糖尿病、血脂异常、肥胖症、高血压和冠心病不再是相互独立的疾病,而是常合并存在并相互影响的疾病。代谢综合征成为一种跨越内分泌、心脑血管专业领域的病种。代谢综合征的各个组成部分都是心脑血管疾病的独立风险因素,而心脑血管疾病又是目前人类致死、致残的主要原因之一,因此控制代谢性疾病是预防心脑血管疾病发生、发展的重要手段,需要引起所有临床医生的关注。对于患者来说,调整生活方式和积极自我监测是防治代谢综合征的基础之一,因此也需要引起足够的重视。

## 痛风与代谢综合征的关系如何

许多研究表明高尿酸血症与代谢综合征有着密切的关系,

高尿酸血症是代谢综合征的重要组分,患有代谢综合征的患者容易出现高尿酸血症,继而并发痛风。

高尿酸血症与代谢综合征的种种表现如肥胖、高血糖、高血脂、高血压等疾病的关系非常密切,代谢综合征患者可能有高达70%的人同时合并患有高尿酸血症。各组分之间的相互影响主要如下。

（1）患有高尿酸血症的人通常会伴有肥胖和一定程度的胰岛素抵抗,而胰岛素抵抗也会干扰人体内尿酸的生成和排泄。

（2）痛风患者中75%～80%伴有高甘油三酯血症,而高甘油三酯血症患者中82%伴有高尿酸血症,甚至在健康人群中也发现血尿酸与血甘油三酯水平呈正相关,也就是说甘油三酯的水平越高,血液中尿酸的水平也会相应升高。血脂异常是痛风发病率升高的危险因素之一。

（3）高尿酸血症与原发性高血压可能有因果关系。著名的美国弗雷明汉（Framingham）心脏研究对 3 000 多名成年人进行了调查,结果显示高血压发病率随血尿酸水平的升高而增加,而且尿酸水平可以用来预测高血压的发生。

（4）血尿酸水平及高尿酸血症的发病率随体重指数的增加而上升。弗雷明汉（Framingham）等研究发现,男性体重增加 30%,血尿酸含量增加 5.95 $\mu$mol/L(0.1 mg/dl);女性体重增加 50%,血尿酸含量增加 47.6 $\mu$mol/L(0.8 mg/dl)。在比较血尿酸含量低于 416.5 $\mu$mol/L(7.0 mg/dl)的正常人群和高于 416.5 $\mu$mol/L(7.0 mg/dl)的高血尿酸人群肥胖的患病率时发现,正常人群中超重者占 31.3%,提示高血尿酸人群出现肥胖的频率明显升高。

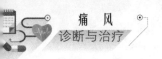
体重指数低于 25.0 kg/m² 的人群为 37.1%。

(5) 长期高血尿酸可破坏胰腺 β 细胞功能而诱发糖尿病。研究提示,长期血尿酸与糖耐量异常和糖尿病发病具有因果关系。来自韩国和日本的两项前瞻性临床研究发现基线血尿酸水平＞398 μmol/L(6.7 mg/dl)者,远期糖耐量异常和 2 型糖尿病的发病危险比＜280 μmol/L(4.7 mg/dl)者增加 78%。

(6) 高尿酸血症与代谢综合征的联系可能与 3-磷酸甘油醛脱氢酶(glyceraldehyde-3-phosphate dehydrogenase, GAPDH)活性降低有关。GAPDH 是糖酵解途径的关键酶,血糖、血脂、尿酸经糖酵解途径的代谢均需通过此酶催化。高血压、肥胖、2 型糖尿病患者体内 GAPDH 活性降低,可能引起高尿酸血症。

各项研究都表明高尿酸血症与代谢综合征之间有着内源性联系,代谢综合征各组成部分都是引起心脑血管疾病的高危因素,而高尿酸血症又与这些组分密切相关,因此高尿酸血症和心脑血管疾病之间存在着密切的关系。国外研究表明,冠心病的死亡率随尿酸水平升高而升高,即使在无糖尿病、高脂血症、肥胖及高血压的低冠心病危险患者中,尿酸增加仍然是冠心病病死率增加的预警因素,同时高尿酸血症也可能是急性脑梗死危险因子之一。

## 何谓"死亡四重奏"

痛风或高尿酸血症与代谢综合征关系密切。1989 年有学者提出中心型肥胖、糖耐量异常、高甘油三酯血症和高血压等 4 种因素的聚集是导致心血管病的最重要组合,并将其合称为"死亡四重奏"。许多慢性并发症发生的病理基础都与高尿酸血症有着直接或间接的联系,互为因果,造成恶性循环。

(1)高尿酸血症与高血压。高尿酸血症与高血压的发生和发展密切相关,是高血压的独立危险因素和预测因子,大约50%未经治疗的高血压患者合并高尿酸血症,且先于高血压存在。患者长期高血压可使肾小球缺氧而导致乳酸生成增加,而乳酸对尿酸的排泄有竞争抑制作用,加上某些利尿药和降压药的使用也能使尿酸排出减少,造成尿酸潴留,进而引起高尿酸血症。而痛风又可通过尿酸结晶在小动脉上的直接沉积损害动脉内膜,加重高血压、冠心病。

(2)高尿酸血症与高胰岛素血症。正常情况下,胰岛素能刺激靶器官阴离子如尿酸的再吸收,因此胰岛素抵抗和高胰岛素血症将使尿酸再吸收增加,从而导致高尿酸血症。对于糖尿病合并高尿酸血症,除遗传因素和饮食因素外,糖尿病早期因高血糖和高尿糖在肾近曲小管竞争,抑制尿酸的重吸收,使尿酸排泄增加,而过高的血尿酸水平又可损害胰岛 $\beta$ 细胞,诱发糖尿病。

(3)高尿酸血症与肥胖及血脂紊乱。流行病学调查资料证实:50%~70%以上的痛风及高尿酸血症患者超重或肥胖,2/3以上伴有高脂血症;20%左右体重基本正常;仅5%~10%体重略低于正常标准,故痛风、高尿酸血症与肥胖三者之间关系密切。脂代谢紊乱合并高尿酸血症的机制为血清中升高的脂蛋白脂酶可能导致血尿酸的清除障碍,而体内尿酸水平的增高可导致脂蛋白脂酶活性降低,甘油三酯分解减少,使血中甘油三酯水

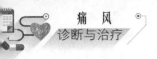

平升高。

（4）高尿酸血症与心血管疾病。代谢综合征的每一种成分都是发生心血管疾病的危险因素，同时合并多种上述病症时发生心血管疾病的危险性越大。许多研究表明，高尿酸血症易引起或可加重动脉粥样硬化，因为尿酸盐可直接沉积于动脉血管壁，损伤动脉内膜，刺激血管内皮细胞增生，诱发血脂在动脉管壁沉积而引起动脉粥样硬化；此外血尿酸水平增高还有增加血小板黏附，使内皮细胞功能异常，促进血栓形成等。同时动脉粥样硬化引起肾动脉硬化、肾血管阻力增加、有效肾血流量减少、肾功能受损，使尿酸排泄受阻引起高尿酸血症。

## 痛风与肥胖的关系如何

大多数人是从美学的观点关心自己的体重，但事实上肥胖会引起多种并发症，肥胖病是对人类健康和生命的最大威胁。肥胖主要会引起如下疾病。

（1）高血压。肥胖者高血压的并发率可高达 46.3％。

（2）糖尿病。肥胖是糖尿病的危险因素，是 2 型糖尿病独立的高危因素，80％～90％的 2 型糖尿病患者伴有超重或肥胖。

（3）高脂血症。大部分肥胖患者会出现脂代谢紊乱的现象，出现高胆固醇血症、高甘油三酯血症等。

（4）心脑血管疾病。据统计，肥胖者并发脑栓塞与心力衰竭的发病率比正常体重者高 1 倍，患冠心病者比正常体重者多 2 倍。

（5）痛风。痛风患者大多是习惯于高蛋白质饮食的肥胖者，肥胖的患者痛风发病率明显上升。

（6）增生性骨关节炎。肥胖者并发脊柱增生性病变最为常见，其次是并发髋关节、膝关节之增生性病变，体重的增加能使许多关节（如脊椎、肩、肘、髋、足关节）磨损或撕裂而致疼痛。这是肥胖者常常感觉腰痛、腿痛的原因。

（7）肝胆病变。肥胖者的高胰岛素血症使其内因性甘油三酯合成亢进，就会造成在肝脏中合成的甘油三酯蓄积，从而形成脂肪肝。肥胖者与正常人相比，胆汁酸中的胆固醇含量增多，超过了胆汁中的溶解度，因此肥胖者容易并发高比例的胆固醇结石。

肥胖可以从多方面引起高尿酸血症。①使肾脏代谢尿酸功能下降。肥胖可引起胰岛素抵抗，而胰岛素抵抗可以促进肾近曲小管的钠氢交换，伴随钠氢交换的增加，阴离子（包括尿酸）重吸收增加，血尿酸升高，并可能最终导致痛风的发生。同时肥胖还可以引起肥胖相关性肾病，导致肾小球硬化、肾小球滤过率下降、尿酸排泄减少。②肝脏合成增加。内脏脂肪具有较强的脂肪生成与脂解作用，产生大量的游离脂肪酸（free fatty acid, FFA），通过门静脉被肝脏摄取，在肝脏的脂酰辅酶 A（acyl-coenzymeA, acyl CoA）合成酶的作用下，合成过多的中性脂肪；再者，过多的 FFA 将加重肝脏的胰岛素抵抗（insulin resistance, IR）。这些原因均导致 3-磷酸甘油醛脱氢酶（GAPDH）活性降低和3-磷酸甘油醛代谢延迟，使辅酶Ⅱ介导的由 5-磷酸核糖向磷酸核糖焦磷酸（phosphoribosyl phrophosphaee, PRPP）进行的从头合成系统亢进，导致甘油三酯的合成及尿酸产生亢进。

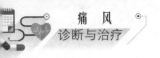

③脂肪因子的内分泌作用。包括脂连素、瘦素、过氧化物酶体增殖物激活受体 λ(peroxisome proliferator activated receptor λ,PPARλ)、白介素 6、肿瘤坏死因子 α(TNF-α)、C 反应蛋白、血清淀粉样蛋白 A 等。大多数脂肪细胞因子通过影响胰岛素对葡萄糖、脂肪的代谢作用,进而引起胰岛素抵抗,最终导致尿酸的生成和肾小管对尿酸的重吸收增加,造成高尿酸血症及痛风。

肥胖的人易发生高尿酸血症和痛风,研究提示尿酸与内脏脂肪面积和体表脂肪面积呈正相关,体重指数和腰臀比升高是痛风的危险因素之一。有研究显示,男性肥胖者发病率为9.1%～16.3%,肥胖会降低尿酸的清除并增加尿酸的产生。体重指数(body mass index,BMI)增加也与高尿酸血症有明显的相关。目前各国学者在探讨体重与痛风的关系时提出应注意于青年时期保持正常的体重。最近的研究得出:青年时增加体重越多,痛风发生危险性越大;35 岁时的体重指数与痛风的发病呈明显剂量反应关系,且发现累积发病率在最瘦的男性最低,同时最重者发病率最高。

## 痛风与高血压的关系如何

血尿酸水平与高血压的发生密切相关。高尿酸血症致高血压的病理机制包括:尿酸盐进入血管平滑肌细胞,致平滑肌细胞增殖,激活局部肾素血管紧张素系统,刺激各种炎性介质产生,导致血管收缩;高尿酸血症促进钠的再吸收;高尿酸血症常与胰岛素抵抗并存,胰岛素抵抗可能参与高尿酸血症、高血压的发病机制。痛风与高血压都有一定的遗传倾向,有着相似的发病人群,患者常合并肥胖,与营养过剩、活动减少有关。故有学者认为,高尿酸血症是高血压的一个危险因子,有高尿酸血症者易患高血压。1972年有学者发现血尿酸的升高是高血压的独立危险因素。1973年有学者证实血尿酸水平与收缩压存在线性关系。近年来多个大型的流行病学研究显示血尿酸可预测高血压的发展和预后。血尿酸水平每增加 60 $\mu$mol/L,高血压发生率增加 15%～23%。而痛风患者在首次急性痛风性关节炎发作后,约有半数合并波动性高血压。

与此同时,高血压对尿酸的代谢也有一定影响,可引起痛风。首先,因为高血压本身有引起肾功能减退的趋向,进而影响肾脏排泄尿酸的功能。长期高血压能够引起肾小动脉硬化、肾脏排泄尿酸减少。高血压时收缩血管的激素血管紧张素、儿茶酚胺的浓度升高,使肾血流量减少、肾小管缺氧、乳酸生成增多;乳酸对尿酸排泄有竞争性抑制作用,影响肾排泄尿酸,造成尿酸潴留,最终引起继发性尿酸升高。其次,高血压患者服用的降压药中,利尿剂为重要的一大类,如合并心力衰竭,则利尿剂更为必不可少的治疗。利尿剂,尤其噻嗪类利尿剂,可使尿酸排泄降低,导致继发性尿酸升高。

因此,痛风和高血压可同时发生,又互为因果、相互促进,共同影响肾脏排泄功能,加剧肾功能的损伤,在治疗时需注意。有资料提示,高尿酸在25%的高血压患者中存在,其中在降压治疗(尤其是利尿剂治疗)患者中发生率为40%～50%,在发生高血

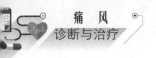

压性肾功能不全的患者中可达 75%。

## 痛风与动脉粥样硬化的关系如何

（1）尿酸对动脉粥样硬化的影响机制。高尿酸血症患者的尿酸盐结晶沉积于动脉管壁造成动脉管壁增厚,可以诱发炎症反应,激活血小板与凝血过程,发生脂质浸润,最终可能导致血管内皮功能障碍,促进动脉粥样硬化的发展。同时尿酸是抗氧化剂,脂质过氧化也是动脉粥样硬化的发生机制之一;高尿酸血症又可增加血循环中的内皮素水平,可诱发并加重受损血管病变。

（2）高尿酸血症与肾动脉硬化的关系。高尿酸血症可加重肾脏动脉硬化;反之,肾脏动脉硬化可降低肾脏对尿酸的清除率,从而加重血尿酸水平升高。

（3）高尿酸血症与冠心病的关系。血尿酸水平每升高 60 μmol/L,女性心血管病病死率和缺血性心脏病病死率增加 23% 和 30%,男性增加 9% 和 17%;女性冠心病危险性增加 48%。高尿酸血症是女性全因死亡和冠心病死亡的独立危险因素,高尿酸血症对男性和女性的发生和预后影响不同,可能与雌激素水平的影响有关。

（4）高尿酸血症与缺血性卒中的关系。血尿酸水平升高,尤其血尿酸＞420 μmol/L 是卒中的独立危险因素。高尿酸血症还可增加卒中后早期死亡和卒中复发的风险。

（5）高尿酸血症与外周动脉粥样硬化的关系。最近的临床研究显示，高尿酸与外周动脉粥样硬化呈弱相关，目前仍不能认为高尿酸是外周血管疾病的独立危险因素。

除以上所述，目前公认的动脉硬化最主要的危险因素包括高胆固醇、吸烟、糖尿病、高血压、腹型肥胖、缺乏运动、饮食缺少蔬菜水果、精神紧张、大量饮酒等，其中高脂血症、糖尿病、肥胖、大量饮酒等均与高尿酸血症的发病因素相关或重叠，所以痛风与动脉粥样硬化关系密不可分。

## 痛风与高血脂的关系如何

高尿酸是由于嘌呤代谢异常致血尿酸浓度增高，而高脂血症与高尿酸血症有相似的致病因素，如喜食动物油、不爱运动、饮酒和吸烟等。故血脂紊乱是高尿酸血症和痛风常见的并发症，高甘油三脂血症是发生高尿酸血症的独立预测因素。

## 痛风与高胰岛素血症的关系如何

胰岛素是由人体胰腺中的 $\beta$ 细胞分泌的，胰岛素是机体内唯一降低血糖的激素，同时促进糖原、脂肪、蛋白质合成。当人体内存在胰岛素抵抗时，胰岛素的生理效用降低，而为了维持一个较正常的血糖水平，患者机体自我调节机制使其胰岛 $\beta$ 细胞分泌

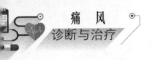
较正常多几倍甚至十几倍的胰岛素来降低血糖,这便造成了高胰岛素血症。高胰岛素血症的定义为空腹胰岛素≥85 pmol/L。

过高的胰岛素对人体有害无益。高胰岛素血症是胰岛素抵抗的表现之一,而胰岛素抵抗又是导致代谢综合征的重要病理机制。周围组织对胰岛素不敏感使胰岛素在肌肉中的效应减弱,并抑制脂肪组织的脂解作用。脂肪组织中的胰岛素抵抗导致血游离脂肪酸和甘油三酯浓度增高。高甘油三酯和低密度脂蛋白增加了心脏血管疾病的危险。低密度脂蛋白可以渗透到冠状动脉和其他动脉内膜,形成粥样硬化斑块而阻塞血管。高胰岛素血症还损害血管内皮细胞,引起血小板聚集,使血液容易凝集。

痛风与肥胖、糖尿病等经常相伴而生,而后两者均与高胰岛素血症密切相关。肥胖的患者均存在不同程度的胰岛素抵抗,胰岛素的不敏感可以促使高胰岛素血症的发生,而随着胰岛素抵抗的加重,还会进一步发展成2型糖尿病。国外研究表明,高尿酸血症与胰岛素敏感性呈负相关,也就是说胰岛素敏感性下降时,血尿酸水平升高。胰岛素抵抗引起胰岛细胞代偿性分泌,引起高胰岛素血症,代偿性升高的胰岛素可以降低肾脏对尿酸的清除率。同时这类患者常存在暴饮暴食或者采用了错误的饮食结构,摄入过多碳水化合物、脂肪和蛋白质,造成人体内嘌呤代谢紊乱,出现高尿酸血症,并可能导致痛风的发生。另外,高胰岛素血症可以促进肾近曲小管的钠氢交换,伴随钠氢交换的增加,阴离子(包括尿酸)重吸收增加,血尿酸升高,并可能最终导致痛风的发生。

# 痛风与糖尿病的关系如何 ⊃——

　　根据2010年美国糖尿病协会(American Diabetes Association, ADA)糖尿病治疗标准,目前糖尿病分型如下:①1型糖尿病, 由于β细胞的破坏,常致绝对胰岛素缺乏所致;②2型糖尿病, 在胰岛素抵抗的基础上进行性的胰岛素缺乏所致;③由其他病 因导致的其他特殊类型糖尿病,β细胞功能遗传性缺陷、胰岛素 作用遗传缺陷、胰腺外分泌疾病(如囊性纤维化病)及药物或化 学品所致糖尿病(如治疗艾滋病或器官移植后);④妊娠糖尿病 (gestational diabetes mellitus, GDM),在妊娠期间诊断的糖 尿病。

　　目前糖尿病的诊断标准如下:①糖化血红蛋白≥6.5%;或 ②空腹血糖(fasting blood glucose, FBG)≤7.0 mmol/L(空腹的定 义是至少8小时未摄入热量);或③口服葡萄糖耐量试验中2小 时血糖≥11.1 mmol/L,试验应按照世界卫生组织(WHO)的标 准进行,用75 g无水葡萄糖溶于水中作为糖负荷;或④有高血糖 的症状或高血糖危象,随机血糖≥11.1 mmol/L。如无高血糖症 状,应该再次检测标准①、②、③以证实。

　　痛风与2型糖尿病的关系非常密切。据统计,痛风患者发生 糖尿病的概率比一般正常人高2～3倍。痛风和糖尿病同属代谢 性疾病,其发生均与体内三大营养物质代谢紊乱有关。2型糖尿 病的患者经常存在饮食失衡、营养物质摄入过多的问题,当摄入

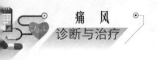
蛋白质过多的时候,就容易引发痛风。同时2型糖尿病易合并血尿酸升高的原因与高胰岛素血症有关,而胰岛素能促进肾脏对血尿酸的重吸收,使肾脏排泄尿酸减少,血尿酸升高。高尿酸血症对胰岛功能有破坏作用,能加快胰岛细胞的衰竭,最终促进糖尿病的发生。

## 痛风与肾病的关系如何

高尿酸血症(hyperuricemia, HUA)可分为原发性及继发性两类。原发性主要因嘌呤代谢过程中的3种酶缺陷所致,继发性则与肾脏的关系甚为密切。尿酸除了从肾脏滤过外,还历经肾小管分泌前重吸收、肾小管分泌及分泌后再次重吸收(98%在近端肾小管S1段主动重吸收,50%在近端肾小管S2段分泌,40%～44%在肾小管S3段分泌后重吸收)3个过程。尿酸的排泄量既与体内尿酸产生的量相关,更取决于肾脏重吸收和分泌之差(肾小球滤过尿酸负荷的8%～12%)。因此,当肾小球滤过率受损、肾小管分泌尿酸不足和尿酸净重吸收增加时,血尿酸水平均可增高。

临床上,肾脏清除尿酸减少导致的血清尿酸水平增高比单纯血清尿酸水平增高更常见。以往对HUA造成的肾脏损害的认识仅限于尿酸性肾结石病、急性和慢性高尿酸血症肾病3种。急性高尿酸血症肾病主要为因尿酸结晶阻塞肾小管导致的急性肾功能衰竭或药物导致的急性间质性肾炎,此时肾损害多为一过性(经治疗肾功能多能恢复);慢性高尿酸血症性肾损害则包括合并存在多种疾病的慢性高尿酸血症肾病、结石梗阻、感染以及和药物相关的肾病。这类患者临床常有痛风发作,存在肾小管间质受损的临床表现(多尿、夜尿)和实验室检查证据[白细胞尿、低相对密度(比重)尿、尿浓缩功能下降、肾小管性蛋白尿],晚期临床出现高血压、肾小球滤过率下降等肾脏受损的临床表现。

我们以往也有慢性高尿酸血症肾病的病例,患者临床表现为反复发作性痛风及肾小管性蛋白尿等,肾活检组织学切片上可见肾小管或肾间质中针状的结晶形态(由于结晶在常规固定液中可能溶解,仅遗留结晶的形状),它们在偏光显微镜下不显现橘黄色折光(此点可与其他结晶相鉴别),结晶周围常有细胞包绕,经免疫组化证实,包绕的细胞为单核巨噬细胞。然而,也有患者无明显关节肿痛等症状,仅以血压升高为主要临床表现,实验室检查发现尿酸轻度升高及肾功能异常。肾活检组织学改变除肾小球硬化及间质纤维化外,并未发现肾小管或间质结晶形态,相反血管病变十分突出。

具体而言,在病程较长的痛风患者中,约1/3可以出现肾脏损害,主要表现为以下3种形式。

(1)慢性尿酸盐肾病。尿酸盐在血中浓度呈过饱和状态时即可沉积于肾脏而引起肾脏病变,称为慢性尿酸盐肾病。早期可仅有间歇性蛋白尿和镜下血尿,随着病程进展,逐渐变为持续性蛋白尿,肾脏浓缩功能受损,出现夜尿增多,晚期发展为肾功能衰竭。相对于高尿酸引起的肾脏损害,人们通常对高尿酸

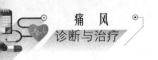

血症引起的关节疼痛（即痛风）关注更多，但恰恰是肾脏病变的严重程度决定了高尿酸血症的预后。据统计，20岁以上的人中，$4.2\%\sim5.7\%$存在血尿酸过高，而高尿酸血症性肾病占到$0.13\%\sim0.37\%$，由此引起的终末期肾衰竭占$0.6\%\sim1.0\%$。

（2）尿酸性肾石病。细小泥沙样结石可随尿液排出，一般无症状；而较大的结石常引起肾绞痛、血尿、尿路刺激症状，肾盂肾炎、肾盂积水等。由于痛风患者尿液pH较低，尿酸盐大多转化为尿酸，而尿酸比尿酸盐溶解度更低，易形成纯尿酸结石，X线常不显影，少部分与草酸钙、磷酸钙等混合可显示结石阴影。

（3）急性肾衰竭。多见于继发性高尿酸血症，主要见于肿瘤放射治疗、化学治疗后，血、尿尿酸突然明显升高，大量尿酸结晶沉积于肾小管、集合管、肾盂、输尿管，造成广泛严重的尿路阻塞，患者突然出现少尿甚至无尿。如不及时处理可迅速发展为急性肾衰竭。尿中可见大量尿酸结晶和红细胞。

反之，亦有继发于肾病的血尿酸浓度增高，包括由慢性肾小球肾炎、肾盂肾炎、多囊肾、铅中毒、高血压晚期等疾病引起的肾小球滤过功能减退，使得尿酸排泄减少，导致血尿酸浓度升高。慢性铅中毒可造成肾小管损害而使尿酸的排泄减少。

## 痛风与各种肿瘤的关系如何

痛风又分为原发性痛风和继发性痛风，而与肿瘤有关的多为继发性痛风。引起继发性痛风的原因有很多，其中一些内分泌肿瘤如甲状旁腺良性(或恶性)肿瘤、肾脏肿瘤等,导致出现肾功能损害,肾脏排尿酸量减少,使体内尿酸积蓄形成高尿酸血症,加之饮酒等诱因,而发展为痛风。另外,一些对化疗药物高度敏感的血液系统肿瘤如恶性淋巴瘤、白血病,以及少数实体肿瘤如小细胞肺癌等,经化疗后肿瘤细胞发生溶解破坏,细胞内的代谢产物迅速释放到细胞外液中,超过了肾脏的排泄能力而出现高尿酸血症、高钾血症、高磷血症、低钙血症以及急性肾衰竭等临床表现,大部分的患者有高尿酸血症,最终侵犯至关节和肾脏,发展为痛风。此类情况出现的痛风亦称为继发性痛风。因此,痛风患者尤应鉴别是原发性痛风还是继发性痛风,以免漏诊原发疾病。

但也有少数原发性痛风患者伴发恶性肿瘤的病例。有报道可能与患者长期服用秋水仙碱这类有丝分裂抑制剂有关,长期服用秋水仙碱可以出现骨髓抑制,表现为血常规三系减少,继而伴发多发性骨髓瘤。

# 诊断痛风需要做的一些检查

## 如何发现高尿酸血症

经常有患者拿着体检报告到门诊就诊,原因是体检中发现血尿酸升高,因此常规体检是发现高尿酸血症的有效途径。那么,如果无法进行常规体检,该如何发现高尿酸血症呢? 各种研究表明,如果具有以下几种情况,那么就非常有必要定期进行血尿酸检查。

(1) 60 岁以上老年人:不论性别、是否有危险因素或家族史,都应当定期检测血尿酸。

(2) 超重的中年男性:事实上,以现代社会的生活方式来看,高尿酸血症已不局限于这个年龄阶段,正向 20～30 岁的年轻肥胖男性发展。

(3) 绝经期以后的女性:流行病学研究揭示,女性高尿酸血症主要发生于绝经期之后。有人研究中国老年女性发现,围绝经期女性血清尿酸水平升高与雌激素降低密切相关,而与年龄无关,说明雌激素水平下降可能是老年女性发生高尿酸血症的原因之一。有研究证实,雌激素有促进尿酸排泄的作用,绝经后合并高尿酸血症的女性应用雌激素替代疗法可使尿酸水平下降。

(4) 饮食习惯不良的中年以上人群:长期嗜食高嘌呤类食物并有饮酒习惯,常常外出应酬均是高尿酸血症的诱因。

（5）有高尿酸血症家族史的人群：现已明确，主要有几种嘌呤代谢催化酶先天性缺陷会使尿酸生成过多而引起痛风，有2种先天性嘌呤代谢异常症属性连锁的遗传，继发性痛风中糖原累积病Ⅰ型是常染色体隐性遗传。

（6）有以下疾病史的患者

● 代谢性疾病，特别是糖尿病患者（主要是2型糖尿病）。糖尿病早期由于肾小管对葡萄糖的重吸收增加而竞争性抑制了对尿酸的重吸收，使尿酸排泄增加，主要表现为低尿酸血症。随着病情进展，糖类（碳水化合物）、脂肪以及蛋白质代谢紊乱，肾糖阈下降，尿酸的清除率下降，血尿酸上升。并发酮症时，有机酸产生过多，进一步提高尿酸水平。

● 高血压、动脉硬化、冠心病、脑血管病（如脑梗死，脑出血）、肾病患者。高尿酸血症与这些疾病的预后密切相关。近20年来一系列研究表明，在无并发症的原发性高血压人群中，约30％伴高尿酸血症，且发病危险随尿酸水平增加而升高；血尿酸每增加59.5 $\mu$mol/L（1 mg/dl），发生高血压的概率增加23％。已有许多研究显示，血尿酸升高可促进低密度脂蛋白胆固醇的氧化和脂质的过氧化，使氧自由基的生成增加，并参与炎症反应，形成动脉粥样硬化；可促进血小板聚集，引发冠状动脉内血栓形成，导致冠状动脉综合征。因此血尿酸升高，冠心病危险性增加，血尿酸水平>357 $\mu$mol/L（6 mg/dl）是冠心病的独立危险因素；血尿酸水平>416.5 $\mu$mol/L（7 mg/dl）是脑卒中的独立危险因素。高尿酸血症亦为肾脏病的独立危险因素。

● 有恶性肿瘤、骨髓增生性疾病基础疾病患者。

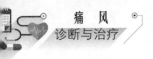

● 长期服用如阿司匹林、噻嗪类利尿剂等影响尿酸代谢药物的患者。

# 如何区别高尿酸血症是"生产过剩"
# 还是"排泄不畅"

痛风是一组嘌呤代谢紊乱所致的疾病,高尿酸血症是痛风的重要标志,无论是尿酸生成增多或是尿酸排泄不畅,均可引起血中尿酸盐浓度增高。因此,在使用降尿酸药物时,分清是"生产过剩"还是"排泄不畅"对于药物的正确使用有着重要意义。

2019 年《中国高尿酸血症与痛风诊疗指南》中推荐结合 24 小时尿尿酸排泄量(UUE)与肾脏尿酸排泄分数(FEUA)综合判断高尿酸血症的分型:UUE≤600 mg/(d×1.73 m²)且 FEUA<5.5%,为肾脏排泄不良型。UUE>600 mg/(d×1.73 m²)且 FEUA≥5.5%,为肾脏负荷过多型(即生产过剩)。UUE>600 mg/(d×1.73 m²)且 FEUA<5.5%,为混合型。UUE≤600 mg/(d×1.73 m²)且 FEUA≥5.5%,为其他型。

肾脏尿酸排泄分数,即经肾小球滤过的尿酸最终从尿中排出的百分率,计算公式为 FEUA(%)=(血肌酐×尿尿酸)/(血尿酸×尿肌酐)×100%。

## 24 小时尿液标本的收集方法

(1) 建议 24 小时尿液标本收集时间是从早上 8 时(或 7 时)起,到隔天早上 8 时(或 7 时)止,总共 24 小时整。尿液要完全收集,否则会影响尿液总量计算的准确性。

（2）第一天早上 8 时（或 7 时），无论有无尿意，都要解光小便丢弃。从此以后 24 小时中任何时候解出的小便都要放入收集瓶中,不可遗漏,否则要重留。第二天早上的 8 时（或 7 时）,无论有无尿意,也要准时上厕所排尿,这次解出来的小便要放入收集瓶中。

（3）收集瓶需加盖置于冰箱下层冷藏,但不可有结冰现象。

（4）收集好 24 小时尿液后,须观察测量尿液的总量并将它记录于检验单上,然后要先把尿液摇晃均匀,再立刻倒出一小部分装于检验试管内,送至医院检验科检查。

收集尿液期间不要喝咖啡、茶及可可豆,也勿吃维生素 C 及小苏打。

# 如何早期发现痛风

现在我们已经知道并不是所有的血尿酸升高人群都会有痛风的临床表现,也知道并不是检测血尿酸升高就能诊断为痛风,那么,怎样才能早期发现痛风呢? 尿酸盐的过饱和析出以及沉积是痛风发生的必要条件,影响这一条件的因素很多,如果我们可以留心这些因素,就可以做到早期发现。

（1）自我评估。如果发生下肢为主的单关节发作性肿痛,肾脏 B 超发现有肾结石、出现血尿等,应当想到自己是不是患上痛风。痛风有家族性发病倾向,对自己的生活的了解更有利于痛

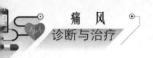
风的早期诊断。一般认为 10％～35％的痛风患者有痛风家族史,直系亲属中 15％～25％有高尿酸血症;不良的行为生活方式更易诱发痛风,比如,长期摄食高嘌呤、高蛋白质和高脂类食品,过度节食,长期大量饮酒,缺少运动或体力活动,剧烈运动,经常过度心理应激等,都是痛风发病的诱因。大环境因素亦可能影响发病,比如种族、性别、地域、职业等。如南太平洋的岛民、移居夏威夷的菲律宾人、马来西亚的华裔以及澳洲人等,这些地区的人群血尿酸水平较高,痛风相对高发。由于经济发展,我国痛风发病率已经逐渐向欧美地区靠拢,高原地区以及沿海地区的痛风发生率较高。职业暴露也是痛风发病诱因之一。

(2) 定期体检。①进行血尿酸检测:虽然高尿酸血症并不等同于痛风,但是高尿酸血症仍然是痛风的重要发病基础,因此检测血尿酸浓度,对早期发现以及早期防治痛风仍然具有十分重要的意义。②除了检测血尿酸,定期的泌尿系统超声、尿常规、肾功能评估也是很重要的。③特别要提到如果血尿酸正常,需要进行关节腔穿刺或是结节穿刺,利用偏振光显微镜寻找尿酸结晶,来评估是否存在痛风。④关节 B 超检查:关节腔内可见典型的"暴雪征"或"双轨征",具有诊断价值,关节内点状强回声及强回声团伴声影是痛风的常见表现。⑤随着科技发展,有一种双能量计算机体层扫描(dual energy computed tomography, DECT)技术帮助我们,利用无创伤的影像学诊断方式,采用排泄期 DECT 虚拟平扫技术,检测结石、明确梗阻部位的同时还可以评估结石或结晶的化学成分,特异性区分尿酸盐结石和其他类型结石,为临床提供更多的诊断信息,有良好的发展前景。

# 如何诊断痛风

痛风是由于嘌呤代谢紊乱所致的一组慢性疾病,其临床特点为高尿酸血症及由此而引起的反复发作性痛风性急性关节炎、痛风石沉积、痛风石性慢性关节炎和关节畸形,常累及肾脏,引起慢性间质性肾炎和尿酸性肾结石形成。

诊断:现代医学认为中年以上的男性,突然发生趾、跖、踝、膝等处单关节红、肿、热、痛,伴或不伴血尿酸增高,即应考虑痛风可能,如秋水仙碱治疗有特效则可诊断为痛风,如在滑囊液检查找到尿酸盐结晶即可确立诊断。具体参照以下两项标准。

**1. 1977 年美国风湿病协会痛风的诊断标准**

(1) 关节液内有特异的尿酸盐结晶。

(2) 用化学方法或偏振光显微镜证实有尿酸盐结晶的痛风石。

(3) 具有下列临床、实验室和 X 线征象等 12 项中的 6 项者:①1 次以上急性关节炎发作;②炎症表现在 1 日内达高峰;③单关节炎;④关节发红;⑤第一跖趾关节肿或痛;⑥累及第一跖趾关节的单侧发作;⑦单侧跗骨关节受累;⑧可疑痛风石;⑨高尿酸血症;⑩ X 线示关节内不对称性肿胀;⑪X 线示骨皮质下囊变不伴骨糜烂;⑫关节炎发作期关节液微生物培养阴性。

凡具备以上 3 个标准中的 1 个即可确诊。具体运用在不同情况又各有不同。

2015 年美国风湿病学会/欧洲抗风湿联盟痛风分类标准在

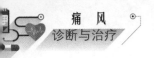

继承了既往痛风诊断中单钠尿酸盐晶体阳性作为金标准的基础上,纳入临床参数、实验室参数和影像学参数综合分析,通过权重评分累计的方法,提高了痛风分类标准的敏感度和特异度。新标准包含一个适用标准(inclusion criteria),一个确定(诊断)标准(sufficient criteria)和一个分类(诊断)标准(classification criteria),分类诊断标准中包含3个项目,8个条目,共计23分,满足8分即可诊断痛风。

表1　2015年ACR/EULAR痛风分类标准

| | 标　准 | 分　类 | 得分 |
|---|---|---|---|
| 临床表现 | 1. 受累关节 | 踝关节/中足 | 1 |
| | | 第一跖趾关节 | 2 |
| | 2. 特征性症状数目(个) | 1 | 1 |
| | | 2 | 2 |
| | | 3 | 3 |
| | 3. 发作次数 | 单次典型发作 | 1 |
| | | 反复发作 | 2 |
| | 4. 痛风石临床证据 | 存在 | 4 |
| 实验室指标 | 5. 血尿酸水平 | <4 mg/dL | −4 |
| | | 6−<8 mg/dL | 2 |
| | | 8−<10 mg/dL | 3 |
| | | >10 mg/dL | 4 |
| | 6. 发作关节或滑囊的滑液分析 | MSU 阴性 | −2 |
| 影像学 | 7. 超声示双轨征或双源CT示尿酸盐沉积 | 存在 | 4 |
| | 8. X线示骨侵蚀 | 存在 | 4 |

注:① 总评分23分。
　　② ≥8分诊断为痛风。

新标准的诊断效力较高,敏感性和特异性分别为 92％和 89％;且同时适用于急性期和慢性期痛风的评估。

2015 年美国风湿病学会/欧洲抗风湿联盟痛风分类标准如下。

第一步:适用标准(只在符合此准入标准,方可应用本标准):存在至少 1 次外周关节或滑囊的肿胀、疼痛或压痛;

第二步:确定标准(金标准,如果具备,则可直接分类为痛风,无须进行分类诊断):偏振光显微镜镜检证实在(曾)有症状关节或滑囊或痛风石中存在尿酸钠晶体;

第三步:分类标准(符合"适用标准",但不符合"确定标准"时使用):累计大于 8 分可诊断痛风。

(1) 临床特点

1) 受累关节分布:曾有急性症状发作的关节/滑囊部位(单或寡关节炎)。

①踝关节或足部(非第一跖趾关节)关节受累 ……1 分;
②第一跖趾关节受累……2 分。

2) 受累关节急性发作时症状:①皮肤发红(患者主诉或医生查体);②触痛或压痛;③活动障碍。

符合上述 1 个特点……1 分;符合上述 2 个特点……2 分;符合上述 3 个特点……3 分。

3) 典型的急性发作:①疼痛达峰＜24 小时;②症状缓解≤14 天;③发作间期完全缓解;符合上述≥2 项(无论是否抗炎治疗)。

首次发作……1 分;反复发作……2 分。

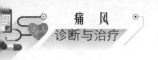
4）痛风石证据：皮下灰白色结节，表面皮肤薄，血供丰富；典型部位：关节、耳郭、鹰嘴滑囊、手指、肌腱（如跟腱）。

没有痛风石……0分；存在痛风石……4分。

（2）实验室检查

1）血尿酸水平：非降尿酸治疗中、距离发作＞4周时检测，可重复检测；以最高值为准。

①＜4 mg/dl（＜240 $\mu$mol/L）……－4分；②4～＜6 mg/dl（240～＜360 $\mu$mol/L）……0分；③6～＜8 mg/dl（360～＜480 $\mu$mol/L）……2分；④8～＜10 mg/dl（480～＜600 $\mu$mol/L）……3分；⑤≥10 mg/dl（I＞600 $\mu$mol/L）……4分。

2）关节液分析：由有经验的医生对有症状关节或滑囊进行穿刺及偏振光显微镜镜检。

①未做检……0分；②尿酸钠晶体阴性……－2分。

（3）影像学特征

1）（曾）有症状的关节或滑囊处尿酸钠晶体的影像学证据：关节超声"双轨征"，或双能CT的尿酸钠晶体沉积。

①无（两种方式）或未做检查……0分；②存在（任一方式）……4分。

2）痛风相关关节破坏的影像学证据：手/足X线存在至少一处骨侵蚀（皮质破坏，边缘硬化或边缘突出）。

①无或未做检查……0分；②存在……4分。

（1）急性期痛风：急性痛风性关节炎是痛风的主要临床表现，常为首发症状。反复发作的急性关节炎、无症状的间歇期、高尿酸血症，以及对秋水仙碱治疗有特效的典型病例，临床诊断并不困难,然而也有起病症状不典型者。在关节滑液或痛风石中检测到尿酸钠晶体可以确诊。同时应与蜂窝织炎、丹毒、感染化脓性关节炎、创伤性关节炎、反应性关节炎、假性痛风等相鉴别。

(2)间歇期痛风:此期为反复急性发作之间的缓解状态,通常无明显关节症状,因此间歇期的诊断有赖于既往急性痛风性关节炎反复发作的病史及高尿酸血症。部分病史较长、发作较频繁的受累关节可出现轻微的影像学改变。此期在曾受累关节滑液中发现尿酸钠晶体可确诊。

(3)慢性期痛风:皮下痛风石多于首次发作10年以上出现,是慢性期标志。反复急性发作多年,受累关节肿痛等症状持续不能缓解,结合骨关节的X线检查及在痛风石抽吸物中发现尿酸钠晶体,可以确诊。此期应与类风湿关节炎、强直性脊柱炎、银屑病关节炎、骨关节炎、骨肿瘤等相鉴别。

(4)肾脏病变:慢性尿酸盐肾病可有夜尿增多,出现尿相对密度(比重)和渗透压降低、轻度红白细胞尿及管型、轻度蛋白尿等,甚至肾功能不全。此时应与肾脏疾病引起的继发性痛风相鉴别。尿酸性尿路结石则以肾绞痛和血尿为主要临床表现,X线平片大多不显影,而B超检查则可发现。

对于肿瘤广泛播散或接受放化疗的患者突发急性肾衰竭,应考虑急性高尿酸血症肾病,其特点是血及尿中尿酸急骤显著升高。

**2. 2016版中华医学会风湿病学会的中国痛风诊疗指南**

痛风的诊断主要依靠临床表现、血尿酸水平、查找尿酸盐结晶和影像学检查。原发性痛风的诊断在排除继发性因素后,还

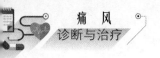
应包括病程分期、生化分型、是否并发肾脏病变、是否伴发其他相关疾病等内容。痛风各期的诊断常有赖于急性发作史,因此,急性痛风性关节炎的诊断最为重要。《2016 中国痛风诊疗指南》建议使用 2015 年美国风湿病学会和欧洲抗风湿病联盟联合制定的痛风分类标准。当前国内外有多个痛风分类标准。较 1977 年美国风湿病学会制定的痛风分类标准,2015 年美国风湿病学会和欧洲抗风湿病联盟联合制定的痛风分类标准在敏感度和特异度方面更高,也更加科学、系统与全面。诊断要点如下。

(1)特征性关节炎:该标准适用于至少发作过 1 次外周关节肿胀、疼痛或压痛的痛风疑似患者。多见于中老年男性,部分患者发作前存在明确的诱因,包括进食高嘌呤食物、酗酒、饥饿、疲劳、受凉、外伤、手术等。自限性的急骤进展的关节炎,特别是累及第一跖趾关节时,高度提示痛风。反复发作多年后,关节炎呈慢性化,并可出现皮下痛风石。

(2)高尿酸血症:血尿酸升高是痛风发生的最重要的生化基础和最直接的危险因素。随着血尿酸水平的增高,痛风的患病率也逐渐升高,然而大多数高尿酸血症并不发展为痛风;少部分急性期患者,血尿酸水平也可在正常范围,因此,高尿酸血症不能等同于痛风。仅依据血尿酸水平既不能确定诊断,也不能排除诊断。只有特征性关节炎伴高尿酸血症时,才有助于痛风的临床诊断。

(3)查找尿酸盐晶体:对已在发作关节液、滑囊或痛风石中找到尿酸盐结晶者,可直接诊断痛风。在有关节症状的部位穿刺发现单钠尿酸盐晶体为诊断金标准,始终应列于首要位置。

对一些不典型的炎性关节炎,在关节滑液中查找尿酸钠晶体更为必要。同时应进行革兰染色涂片和病原菌培养,以排除感染性关节炎。

(4)影像学检查:X线检查对急性期或早期痛风(仅有非对称性软组织肿胀)诊断帮助不大;对慢性痛风石性痛风可见特征性改变,有助于诊断。对临床表现不典型的痛风疑似患者,可考虑使用超声检查受累关节及周围肌腱与软组织以辅助诊断。超声在痛风患者中能较敏感发现尿酸盐沉积征象,可作为影像学筛查手段之一,尤其是超声检查关节肿胀患者有双轨征时,可有效辅助诊断痛风。对血尿酸正常的痛风疑似患者。双源CT能特异性识别尿酸盐结晶,可作为影像学筛查手段之一,尤其是双源CT表现有尿酸盐结晶时,可有效辅助诊断痛风,但也应注意其出现假阳性。考虑到双源CT的价格因素,建议仅在必要时进行检查。根据痛风患者临床特征和影像学检查仍无法确诊时,可进行关节穿刺抽液,检查尿酸盐结晶。

(5)肾脏病变:大约1/3的痛风患者可出现肾脏病变,主要表现为慢性尿酸盐肾病、尿酸性尿路结石等。除尿常规、肾功能检查外,B超检查也有助于发现肾脏受损情况。

# 痛风如何进行鉴别诊断

痛风需和多种疾病相鉴别,如风湿热(含风湿性关节炎)、类风湿关节炎、化脓性关节炎、丹毒、蜂窝织炎、足趾滑囊炎、骨性

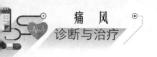

关节炎、肾小球肾炎、假性痛风等。

(1) 类风湿关节炎:多见于青、中年女性,好发于手指近端指间小关节和腕、膝、踝等关节,伴明显晨僵,可引起关节僵硬畸形。本病在慢性病变基础上反复急性发作,易和痛风混淆,但血尿酸不高,类风湿因子和抗环瓜氨酸肽(anti-cyclic citrullinated peptide, anti-CCP)抗体阳性,伴有免疫球蛋白增高,X线摄片示关节面粗糙,关节间隙狭窄,甚至关节面融合,与痛风性凿孔样缺损有明显不同。

(2) 化脓性关节炎与创伤性关节炎:痛风初发时常易与化脓性关节炎或创伤性关节炎混淆,但后两者血尿酸盐不高,滑囊液检查无尿酸盐结晶,创伤性关节炎常有较重受伤史,化脓性关节炎滑囊液内含大量白细胞,培养可得致病菌,可作鉴别。

(3) 蜂窝织炎:痛风急性发作时,关节周围软组织常呈明显红肿,如忽视关节本身的症状,极易误诊为蜂窝织炎,后者血尿酸不高,畏寒发热及白细胞增高等全身症状更为突出,而关节疼痛往往不甚明显,注意鉴别就不难诊断。

(4) 假性痛风:为关节软骨钙化所致,大多见于老年人,以膝关节最常累及,急性发作时症状酷似痛风,但血尿酸盐不高,关节滑囊液检查含焦磷酸钙盐结晶或磷灰白,X线摄片示软骨钙化。与痛风相比,假性痛风超声虽可出现"双轨征",但其超声下表现的强回声位于软骨内,而不是在关节软骨表面。

(5) 银屑病(牛皮癣)性关节炎:常不对称性累及远端指间关节,伴关节破损残废、关节间隙增宽、趾(指)端骨质吸收,骶髂关节也常累及,伴有血尿酸增高者占20%,与痛风不易区别;但该病伴皮损,且人类白细胞抗原 B27(human leucocyte antigen, HLAB27)大多阳性,可作鉴别。

(6) 其他关节炎:痛风急性期须与红斑狼疮、赖特综合征(Reiter syndrome,又称结膜-尿道-滑膜综合征)相鉴别;慢性期则须与肥大性关节病,创伤性、化脓性关节炎的后遗症鉴别。血尿酸检查有助诊断。

# 痛风为何易误诊

痛风依据典型临床症状和血尿酸增高的检测结果一般不难诊断。但在临床上也存在由于部分患者痛风发作不典型,以及对痛风认识不全面,使得还会有误诊发生。导致误诊的常见原因如下。

(1) 对发作期血尿酸检测结果认识不足。一些痛风患者在急性发作时血尿酸不高,这可能是由于关节疼痛反射性地使脑垂体产生促肾上腺皮质激素,激发肾上腺分泌过量的肾上腺皮质激素,促进肾脏大量排出尿酸,使血尿酸水平迅速下降。另外,一些患者用药不规范,痛风发作期加量使用降尿酸药物,将血尿酸降到最低水平;或使用促排泄药物,或腹泻患者从大便中排泄的尿酸量可增加几倍;或使用碱性药物碱化尿液后使尿酸从尿液中大量排出,都可以使痛风发作期血尿酸不增高,甚至出现血尿酸偏低的情况。加之部分医患错误认为血尿酸低就不是痛风,都可能导致痛风漏诊。反之,部分银屑病性关节炎、肿瘤

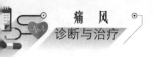

合并关节痛等患者都可能检测到血尿酸结果增高,但并非一定就是痛风。

（2）缺乏第一跖趾关节的典型表现。虽然痛风发作时以趾、跗、跖、踝、膝等下肢单关节,尤其是第一跖趾关节为好发部位,且多数为单关节发作,但并不能排除不典型的情况发生。

（3）早期即给予非甾体消炎药及激素治疗。这两种药物可同时治疗痛风性关节炎及类风湿关节炎,早期误诊后使用此类药物症状虽然得到缓解,但也掩盖了病情。一些患者缓解期、发作期无明显分界,缓解期仍有关节疼痛、肿胀。其发作期症状不典型,也可能与误诊后长期使用非甾体消炎药及激素药物有关。

（4）对实验室检查分析不透彻。痛风性关节炎发作的关节部位、症状与感染性关节炎、类风湿关节炎、风湿热(含风湿性关节炎)、脉管炎等有相似之处,加之其皆可有红细胞沉降率(血沉)加快、血白细胞增多,极易造成误诊。在急性痛风性关节炎初次发作和早期,受累关节由于骨质未受到破坏,X线检查仅有软组织肿胀,对骨质检查并无过多帮助。痛风性关节炎只有反复发作,软骨下骨质及骨髓内可见痛风石沉积、骨质破坏,才出现不整齐、呈凿孔样缺损,当与类风湿关节炎相鉴别。因此,在未出现特有的骨穿凿样缺损前,也不能盲目地排除痛风。关节B超在检查关节肿胀患者有"双轨征"或"暴雪征",以及双能CT见特异性尿酸盐结晶时均有助于诊断。另外,未进行关节组织的活检,也是造成误诊的重要原因。

（5）此外,随着患者年龄的增加,痛风合并其他各类疾病导致的复杂病情也给诊断带来了一定的困难。

因此,临床医生必须熟悉痛风性关节炎的诊断标准,掌握其临床特点,通过详细询问病史,对实验室、关节B超、双能CT和X线的检查结果做出正确判断,严格进行鉴别诊断,有条件的在关节液和关节周围组织中找到尿酸盐结晶,就能避免误诊的发生。

## 痛风如何分期

近年来有研究陆续发现,15%～25%的无症状高尿酸血症患者具有无症状性尿酸盐晶体沉积,部分患者从无症状高尿酸血症到痛风发作各阶段均发现存在尿酸盐沉积,无症状性尿酸盐晶体沉积是存在于两者之间的连续性过程,从而提出了新的高尿酸血症分期。2018版欧洲抗风湿病联盟痛风诊断专家建议更新推荐的痛风及高尿酸血症分期:高尿酸血症无尿酸盐晶体期(痛风前期)、高尿酸血症伴尿酸盐晶体无症状期、急性痛风性关节炎期和慢性痛风性关节炎期。

(1) 高尿酸血症无尿酸盐晶体期(痛风前期):即无症状高尿酸血症期(无尿酸盐晶体沉积)。血清尿酸盐浓度随年龄增长而升高,又有性别差异,但在儿童期男女无差别,平均 214.2 $\mu$mol/L(3.6 mg/dl),性成熟后男性高于女性约 59.5 $\mu$mol/L($\mu$mg/dl),至女性绝经期后两者又趋接近。因此男性在发育年龄后即可发生高尿酸血症,而女性往往发生于绝经期后。血清尿酸盐浓度随年龄而增高,超过 416 $\mu$mol/L(7 mg/dl)时,可谓高尿酸血症。

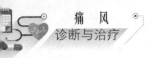

此期仅有血尿酸增高,并无尿酸盐沉积和组织炎症反应。

(2)高尿酸血症伴尿酸盐晶体无症状期:即无症状尿酸盐晶体沉积期(无痛风性关节炎发作)。不少高尿酸血症患者可以持续终身不发生症状,称为无症状高尿酸血症,因尿酸盐在血液中的饱和浓度为 420 $\mu$moL/L(不分性别),超过此值可引起尿酸盐结晶析出,在关节腔和其他组织中沉积。无症状高尿酸血症患者,关节超声、双能 CT 或 X 线发现关节及周围组织可出现尿酸盐晶体沉积甚至骨侵蚀现象,可作为亚临床痛风的诊断依据。

(3)急性痛风性关节炎期:即痛风性关节炎发作及发作间期(有尿酸盐晶体沉积)。典型发作起病急骤,多因午夜足痛惊醒,疼痛高峰在 24~48 小时,如刀割或咬噬样。关节及周围软组织出现明显红、肿、热、痛,局部不能忍受被单覆盖或周围震动。60%~70%患者首发于足趾关节;其次为足背(跗跖)、踝、膝、指、腕、肘关节;肩、髋、脊椎等关节受累少见。关节炎发作时,多数患者无全身症状,仅少数伴有头痛、轻度发热、白细胞升高及红细胞沉降率(血沉,ESR)加快等。痛风发作可持续数天至数周而自行缓解,进入所谓间歇期,多数患者于 1 年内复发。只有极少数初次发作后无间歇期,直接延续发展为痛风石及慢性关节炎。在痛风急性发作期,血清尿酸浓度可以降至正常,受累骨关节超声检查可能会出现"双轮廓征",双能 CT 成像表现有尿酸盐结晶,可辅助诊断。

(4)慢性痛风性关节炎期:即进展性/慢性痛风性关节炎期(痛风石、骨破坏等)。随着病情发展,尿酸盐在关节内沉积逐渐增多,发作也逐渐频繁,间歇期渐渐缩短,受累关节逐渐增多,炎症逐渐进入慢性阶段而不能完全消退。

痛风石形成的典型部位在耳轮,也常见于第一脚趾、指关节、腕、膝、肘关节等处,少数患者可出现在鼻软骨、舌、声带、眼睑、主动脉、心瓣膜和心肌。痛风石小如芝麻,大若鸡蛋,也有更大的痛风结节肿块。痛风石是痛风的特征性病变,一般血尿酸在 535.5 $\mu mol/L(9.0\ mg/dl)$ 以上时,5％的患者有痛风结节。病程越长,发生结节的机会越多。与此同时,关节炎由于得不到有效治疗而反复发作进入慢性期,终至不能完全消失,引起骨质侵蚀缺损及周围组织纤维化,关节发生僵硬畸形。除中枢神经系统外,尿酸钠盐可沉积于任何部位,最常见部位为关节内及附近,如软骨、骨、黏液囊及皮下组织等处。由于尿酸钠盐结晶沉淀所引起的慢性异物样反应,其周围被上皮细胞、巨核细胞等包围,受嗜中性粒细胞浸润形成异物结节。这种结节引起轻度慢性炎症反应,造成组织断裂和纤维变性。

痛风患者 90％有肾脏损害,痛风的肾脏病变早期常无症状当有结石形成及肾功能损害较重时,才可出现各种临床表现,可分为 3 种表现形式,①尿酸钠盐肾病变。尿酸钠盐沉积在肾组织,引起慢性进行性肾炎,可导致肾小管萎缩变性、纤维化及硬化,尤以髓质和锥体部明显。患者早期有轻度单侧或双侧腰痛,其中 40％～45％出现轻度水肿和中度血压升高,尿呈酸性,间歇或持续蛋白尿。几乎均有肾小管浓缩功能下降,夜尿及尿相对密度(比重)偏低。②尿酸结石。由于尿酸比尿酸钠盐溶解度低,患者尿液呈酸性,当尿液浓度增加时易产生结晶。③急性高尿酸血症肾病。由于血尿酸明显增高,尿酸结晶在肾集合管、肾

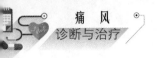

盂肾盏及输尿管迅速沉积,多继发于骨髓增生性疾病使用化疗或放疗时,细胞分裂增殖过快和急剧破坏,核酸分解突然增多产生大量尿酸所致。此时血尿酸值可高达 2 380～3 570 $\mu$mol/L(40～60 mg/dl),尿酸结晶沉积在肾小管严重阻塞尿路,表现为少尿、无尿及迅速发展的氮质血症,尿中可见大量尿酸结晶和红细胞,如不及时治疗,可因肾衰竭而死亡。

## 痛风如何分类

痛风起因是由于血尿酸过多,按高尿酸血症形成的原因,可将痛风分为原发性和继发性两类。在此基础上,根据尿酸生成和代谢情况,又可进一步分为生成过多型和排泄减少型。①尿酸生成过多型:属于高排泄型。主要是因为核酸代谢增强所致,即各种原因引起嘌呤碱基合成过多或降解过快,嘌呤代谢产物过多,导致血尿酸增多。②尿酸排泄减少型:体内游离尿酸约2/3由肾脏排泄,1/3由消化道随着肠液被动排出,在结肠中尿酸被细菌降解成氨和二氧化碳排出体外。低排泄型患者体内核酸代谢并不增强,主要为肾脏排泄功能减退、尿酸排泄过缓而致血尿酸水平升高。

原发性痛风占绝大多数,约为90%以上,有一定的家族遗传倾向。

(1) 生成过多型。①原因未明,可能属多基因遗传缺陷,在原发性痛风中占10%～20%,尿酸排出量亦增高;②酶及代谢缺陷,即体内某些代谢相关酶活动改变使嘌呤代谢增强,比较少见,仅占原发性痛风的1%～2%。

(2)排泄减少型。肾小管分泌尿酸功能障碍,使肾脏尿酸排泄不足,或排泄减少与生成过多同时存在,可能属多基因遗传缺陷,占原发性痛风的80%～90%。

继发性痛风,约为10%。

(1)生成过多型。①继发于嘌呤合成增多的遗传性疾病,存在酶及代谢缺陷,自出生时就有高尿酸血症;②继发于有核酸转换增加的疾病,如细胞破坏增多的慢性溶血性贫血,烧伤和挫伤等物理性组织破坏,细胞异常增生或伴破坏增多的白血病、恶性淋巴瘤、骨髓瘤、骨髓增殖性疾病,肿瘤化疗与放疗时,过量运动;③外源性高尿酸血症,如高嘌呤饮食、大量饮啤酒、使用嘌呤拮抗剂。

(2)排泄减少型。①肾功能衰竭致使尿酸排泄减少;②长期服用某些药物,如氢氯噻嗪(双氢克尿噻)、呋塞米、吡嗪酰胺、小剂量阿司匹林等,均能抑制尿酸排泄;③慢性铅中毒也能使尿酸排泄受到抑制;④各种原因引起的酸中毒,肾小管对尿酸的排泄受到竞争性抑制而减少。

判断尿酸生成过多和排泄减少的方法主要有以下4种:①24小时尿中尿酸定量测定。正常尿中尿酸排泄量<800 mg/d(普通饮食)或<600 mg/d(低嘌呤饮食)属排泄不良型;正常尿中尿酸排泄量>800 mg/d(普通饮食)或>600 mg/d(低嘌呤饮食)属生成过多型。②尿酸清除率(uric acid clearance rate, Cua)测定。尿尿酸(urinary uric acid, Uua)测定方法是准确收集

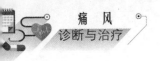

60 分钟尿,留中段尿。同时采血测血尿酸,计算每分钟尿酸排泄量与血尿酸值之比,正常范围在 6.6～12.6 ml/min。Cua＞12.6 ml/min 属生成过多型,Cua＜6.6 ml/min 可判断为排泄减少型。③Cua 与肌酐清除率(creatinine clearance rate, Ccr)比值测定。即 Cua/Ccr×100％,若＞10％属生成过多型,＜5％属排泄减少型。随意尿与 24 小时尿的 Cua/Ccr 呈显著正相关,故在门诊可采用简便的一次尿计算法。④随意尿中尿酸/肌酐比值测定。随意尿中尿酸/肌酐比值是最简便的方法,若比值＞1.0属生成过多型,＜0.5 可判断为排泄减少型。

# 痛风的治疗方法

## 治疗痛风的药物有哪些

痛风的发作期、间歇期和慢性期的症状及主要矛盾不同,治疗目的也是不同的。应按照临床分期进行治疗,并遵循个体化原则。急性期及时用药可控制急性痛风性关节炎的发作,减轻症状与患者痛苦,间歇期和慢性期的治疗主要目的是控制尿酸,防止痛风的进一步损害及再次发作。痛风治疗的目的是:①迅速有效地缓解和消除急性发作症状;②预防急性关节炎复发;③纠正高尿酸血症,促使组织中沉积的尿酸盐晶体溶解,并防止新的晶体形成,从而逆转和治愈痛风;④治疗其他伴发的相关疾病。痛风最佳治疗方案应包括非药物治疗和药物治疗两大方面。必要时可选择剔除痛风石、对残毁关节进行矫形等手术治疗,以提高生活质量。目前临床用药主要有以下几类。

### 1. 急性期用药

以下 3 类药物均应及早、足量使用,见效后逐渐减停。急性发作期开始进行降尿酸治疗,已服用降尿酸药物者发作时不需停用,以免引起血尿酸波动、延长发作时间或引起转移性发作。

(1) 非甾体消炎药(non-steroidal anti-inflammatory drugs, NSAIDs):NSAIDs 是指具有外周镇痛、抗炎效应的一类药物。

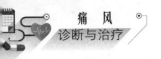

其作用机制在于阻止环氧化酶(cyclo-oxygenase, COX)的产生,从而抑制前列腺素的产生,进而终止发炎过程。各种 NSAIDs 均可有效缓解急性痛风症状,现已成为一线用药。NSAIDs 可分为非选择性和 COX2 抑制剂,非选择性 NSAIDs 如吲哚美辛(消炎痛)、萘普生、舒林酸(奇诺力)、双氯芬酸钠(扶他林)等,由于同时抑制胃黏膜合成生理性前列腺素,所以常有胃肠道不良反应如腹痛,严重者可致出血、穿孔,临床使用时宜合用胃黏膜保护药物,不耐受者可选用 COX2 抑制剂,如:塞来昔布、依托考昔等,其胃肠道不良反应可降低 50%。但 COX2 抑制剂可能引起心血管事件的危险性增加,合并心肌梗死、心功能不全者避免使用。活动性消化道溃疡、出血,或既往有复发性消化道溃疡、出血病史者禁用 NSAIDs 药物。有肾功能不全者慎用或禁用 NSAIDs 药物。

(2) 秋水仙碱:秋水仙碱是有效治疗痛风急性发作的传统药物,通过减少或终止因白细胞和滑膜内皮细胞吞噬尿酸盐所分泌的化学因子产生作用,秋水仙碱对制止炎症、止痛有特效,应及早合理使用。大部分患者于用药后 24 小时内疼痛可明显缓解。秋水仙碱作为一种生物碱,可以影响微管的形成,并通过尿路及胆道代谢。在合适的剂量和正常肝、肾功能的前提下,秋水仙碱治疗急性痛风性关节炎是相对安全有效的。秋水仙碱有胃肠道、肾脏以及骨髓抑制等不良反应,尤其以胃肠道的不良反应最为明显。出现消化道症状时应立即停用,有肾功能损害者酌情减量;并监测血常规及时发现有无骨髓抑制。

(3) 糖皮质激素:糖皮质激素有快速、强大而非特异性的抗炎作用,对于治疗急性痛风有明显的疗效,通常用于不能耐受NSAIDs、秋水仙碱或肾功能不全者。亦用于老年患者、肝肾功能不全和心力衰竭的患者。由于用药时间一般较短,不良反应较少见。单关节或小关节的急性发作,可行关节腔抽液和注射长效糖皮质激素,以减少药物的全身反应,但应排除合并感染。

### 2.降尿酸药物

在此期间旨在长期有效地控制血尿酸水平。使用降尿酸药物的指征:血尿酸≥480 $\mu$mol/L,建议控制在血尿酸<360 $\mu$mol/L;痛风患者血尿酸≥420 $\mu$mol/L,且有下列情形之一的:痛风发作≥2次/年、痛风石、慢性痛风性关节炎、肾结石、慢性肾病、高血压、糖尿病、血脂异常、脑卒中、缺血性心脏病、心衰及发病年龄<40岁,建议控制在血尿酸血尿酸<300 $\mu$mol/L,以减少或清除体内沉积的尿酸钠(monosodiumurate, MSU)晶体。目前临床应用的降尿酸药物主要有抑制尿酸生成药、促进尿酸排出药及尿酸酶等,一般在急性发作平息至少2周后,小剂量开始,逐渐加量,也可在急性期抗炎治疗的基础上立即开始降尿酸治疗,维持血尿酸在目标范围内。根据降尿酸的目标水平在数月内调整至最小有效剂量并长期维持。如低剂量药物能长期维持尿酸达标且没有痛风石证据,可尝试停用降尿酸药物。仅在单一药物足量、足疗程治疗后,血尿酸仍未达标者,可合用两类不同机制药物降尿酸。

(1)促尿酸排泄药:通过抑制肾小管对尿酸的重吸收,增加肾小管对尿酸的分泌以及肾小球对尿酸的滤过率而发挥降低血

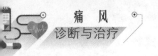
尿酸作用。由于90％以上的高尿酸血症为肾脏尿酸排泄减少所致,在不加重肾脏损害的情况下促尿酸排泄药物的选择更为广泛。肾功能异常时影响其疗效,适用于肾功能正常或轻度异常(肾小球滤过率＜20 ml/min 时无效)、无尿路结石及尿酸盐肾病患者。由于这类药物可使尿中尿酸含量增高,一般慎用于存在尿路结石或慢性尿酸盐肾病的患者,急性高尿酸血症肾病患者禁用。常见药物有丙磺舒、苯溴马隆等。常见的不良反应有胃肠道反应如腹泻,偶见过敏性结膜炎、皮疹及粒细胞减少等。在用药期间,特别是开始用药数周内应大量饮水保持尿量,酌情碱化尿液,维持尿 pH 在 6.2～6.9 之间。

(2) 抑制尿酸生成药:通过抑制黄嘌呤氧化酶(xanthine oxidase, XO),阻断次黄嘌呤、黄嘌呤转化为尿酸,从而降低血尿酸水平。广泛用于原发性及继发性高尿酸血症,尤其适用于尿酸产生过多型的高尿酸血症;中度以上肾功能受损和(或)尿酸排出过多时,应选择抑制尿酸生成药;或用于不宜使用促尿酸排泄药者。抑制尿酸生成药包括别嘌醇和非布司他(febuxostat)。对于肾功能不全者,可减量服用。其不良反应有药物热,皮疹,胃肠道反应,骨髓抑制,肝、肾功能损害,偶有严重的别嘌醇超敏综合征(anticonvulsant hypersensitivity syndrome, AHS),可致死。已有研究说明别嘌醇相关的严重超敏反应与白细胞抗原HLA-B5801 等位基因携带密切相关,汉族人群携带该基因的阳性率为 10％～20％,因此建议有条件时在使用别嘌醇前进行检测,阳性者禁用。药期间应定期检查血尿常规、肝肾功能等。对于因出现皮疹而不能耐受者也可服用别嘌醇的活性代谢产物氧嘌呤醇(oxypurinol)或换用非布司他。该药主要通过肝脏代谢，不依赖肾脏排出，故对轻、中度肾功能不全者安全有效，而肝功能不全者禁用。

（3）尿酸酶：将尿酸分解为可溶性产物排出。包括拉布立酶（rasburicase）和普瑞凯希（pegloticase）等。拉布立酶是一种重组尿酸氧化酶，主要用于预防和治疗血液系统恶性肿瘤患者的急性高尿酸血症，尤其适用于放化疗所致的高尿酸血症。普瑞凯希是一种聚乙二醇重组尿酸氧化酶，适用于大部分难治性痛风，可用于其他药物疗效不佳或存在禁忌证的成年难治性痛风患者。目前国内已有公司购买了聚乙二醇重组尿酸氧化酶的经营权，药物有望在几年内在国内上市。

（4）碱性药物：高尿酸血症及痛风患者若晨尿 pH＜6，尤其是正在服用促尿酸排泄药物时，建议碱化尿液，并检测晨尿 pH，并将之维持在 6.2～6.9，以增加尿中尿酸溶解度。常用药物有碳酸氢钠片和复方枸橼酸合剂。急性肾损伤或慢性肾衰竭、严重酸碱平衡失调及肝功能不全患者禁用。

**3. 肾脏病变的用药**

痛风相关的肾脏病变均是降尿酸药物应用的指征，应选用别嘌醇，同时均应碱化尿液并保持尿量。慢性尿酸盐肾病患者如需利尿时，避免使用影响尿酸排泄的噻嗪类利尿剂及呋塞米（速尿）、依他尼酸（利尿酸）等，其他处理同慢性肾炎。如果出现肾功能不全，可行透析治疗，必要时可做肾移植。对于尿酸性尿路结石，经过合理的降尿酸治疗，大部分可溶解或自行排出，体积大且固定者可行体外冲击碎石、内镜取石或开放手术取石。

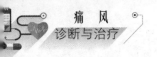

对于急性尿酸性肾病这一急危重症,除了基础治疗外,应迅速有效地降低急骤升高的血尿酸。如治疗前血尿酸<480 $\mu$mol/L,肾功能无严重受损且发生肿瘤溶解综合征风险仅为中低度的患者,可用别嘌醇治疗。如治疗前尿酸水平已经升高的患者建议用尿酸酶治疗;非布司他仅在不宜或不能使用尿酸酶、别嘌醇的患者中谨慎使用。必要时进行血液透析治疗。

**4. 相关疾病治疗用药**

痛风常伴发代谢综合征中的一种或数种,这些疾病的存在也增加痛风发生的危险。因此,在治疗痛风的同时,应积极治疗相关的伴发疾病。在治疗这些疾病的药物中有些通过增加尿酸清除等机制,兼具弱的降血尿酸作用,值得选用,但不主张单独用于痛风的治疗。①降脂药:非诺贝特(fenofibrate)、阿托伐他汀(atorvastatin)、降脂酰胺(halofenate);②降压药:氯沙坦(losartan)、氨氯地平(amlodipine);③降糖药:醋磺己脲(aceto-hexamide)等,其中对非诺贝特、氯沙坦研究较多。

**5. 无症状高尿酸血症的处理**

尽管高尿酸血症与痛风急慢性关节炎、肾脏疾病密切相关,与代谢综合征的其他组分可能存在某些关联,但尚无直接证据表明溶解于血液中的尿酸对人体有害,除非特别严重的或急性的血尿酸升高。因此,无症状高尿酸血症应以非药物治疗为主,但无症状高尿酸血症患者,血尿酸≥540 $\mu$mol/L 或血尿酸≥480 $\mu$mol/L且有高血压、糖尿病、脂代谢异常、脑卒中、肥胖、冠心病、心功能不全、肾功能损害(≥CKD2 期)、尿酸性肾结石等并发症之一,建议降尿酸治疗。

# 治疗痛风如何用药

现将痛风常用药物的使用方法介绍如下。

**1. 急性期用药**

**(1) 秋水仙碱**

秋水仙碱是一种治疗痛风急性发作的特效药,推荐在痛风急性发作 12 小时内尽早使用,超过 36 小时效果显著降低。起始剂量为 1.0 mg 口服,1 小时后追加 0.5 mg,以后每 12 小时可服用 0.5 mg 至缓解,必要时可每日 0.5mg 维持。值得注意的是,秋水仙碱治疗剂量与中毒剂量十分接近,除胃肠道反应外,可有白细胞减少、再生障碍性贫血、肝细胞损害、脱发等,有肾功能不全者慎用。痛风患者降尿酸治疗初期预防痛风发作,可用小剂量秋水碱(0.5 mg～1.0 mg 每天),至少维持 3～6 个月。

**(2) 非甾体消炎药**

● 吲哚美辛:口服,每次 50 mg,每日 2 次。

● 布洛芬:口服,每次 0.2 g,可间隔 4～6 小时重复用药,每日不超过 4 次,可使急性症状在 2～3 天内迅速控制。本药不良反应较小,偶有肠胃反应及转氨酶升高。

● 萘普生:口服,每日 500 mg,分 2 次服用。不良反应小。

● 酮洛芬:口服,每次 50 mg,每日 3 次。为避免对胃肠道刺激,应饭后服用,整个胶囊吞服。

● 塞来昔布:选择性 COX2 抑制剂,推荐剂量为 200 mg,每

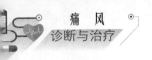

日 1 次,口服;或每次 100 mg,每日 2 次,口服。进食的时间对此使用剂量没有影响。中度肝功能损害患者的推荐剂量约为常规剂量的 50%。

● 依托考昔(etoricoxib):选择性 COX2 抑制剂,已被批准用于急性痛风性关节炎的治疗。口服,推荐剂量为每次 60～120 mg,每日 1 次。本品 120 mg 只适用于痛风关节炎急性发作期,最长使用 8 天。老年人、不同性别、不同种族的人不需要调整剂量。

对于秋水仙碱不能耐受者,小剂量的非甾体消炎药对预防发作也有一定效果。值得注意的是,预防性用药可以控制急性炎症反应,防止痛风的急性发作,但是不能降低血尿酸浓度,阻止尿酸结晶在组织、关节中的沉积及进而引发的骨质破坏和痛风石等,故应与降尿酸治疗同时进行。

(3) 糖皮质激素

为二线镇痛药物,主要用于严重急性痛风发作,累及多关节、大关节或出现全身症状。口服泼尼松 0.5 mg/(kg·d),连续用药 3～5 天停药。其他激素按等效抗炎剂量计算。大关节发作时可吸取关节液并注射糖皮质激素治疗。使用糖皮质激素应注意预防和治疗高血压、糖尿病、水钠潴留、感染等不良反应,避免使用长效制剂。

**2. 降尿酸药物**

尿酸水平升高是高尿酸血症及痛风发生、发展的根本原因,血尿酸长期达标可以有效降低痛风的发作频率并降低其并发症的发生,减少死亡率,改善生活质量。因此高尿酸血症及痛风患者需要终生控制血尿酸,根据自身不同情况合理使用降尿酸药物。

(1)促尿酸排泄药

● 苯溴马隆:初始剂量 25 mg/d,2～4 周后若血尿酸不达标者增加每日 25 mg,最大剂量为每日 100 mg。根据血尿酸水平调节至维持剂量,并长期用药。本品可用于轻、中度肾功能不全者,但肾小球滤过率＜20 ml/min 时无效。不良反应有胃肠道反应如腹泻,偶见过敏性结膜炎、皮疹及粒细胞减少等。

● 丙磺舒:初始剂量每次 0.25 g,每日 2 次,1 周后增至每次 0.5 g,每日 3 次,1 日最大剂量 2 g。主要不良反应有胃肠道反应、皮疹、变态(过敏)反应、骨髓抑制等。对磺胺过敏者禁用。

(2)抑制尿酸生成药

● 别嘌醇:初始剂量 50 mg/d,2～5 周血尿酸未达标者可增加 50～100 mg,每日最大剂量不超过 600 mg。本品不良反应包括胃肠道症状、皮疹、药物热、肝转氨酶升高、骨髓抑制等,应予监测。大约 5％患者不能耐受。偶有严重的超敏反应综合征(anticonvulsant hypersensitivity syndrome, AHS),表现为高热、嗜酸性粒细胞增高、毒性上皮坏死及剥脱性皮炎、进行性肝肾功能衰竭,甚至死亡。超敏反应与 HCA-B5801 基因携带密切相关,用药前应检测,阳性者禁用。仅对皮疹等轻微反应者考虑住院进行脱敏治疗,不能用于严重反应者。肾功能不全会增加不良反应风险,应根据肾小球滤过率减量使用。部分患者在长期用药后产生耐药性,使疗效降低。

● 非布司他:是一种黄嘌呤氧化酶(xanthine oxidase, XO)

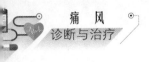

抑制剂,适用于高尿酸血症痛风患者的慢性处理,但不推荐用于无症状高尿酸血症的治疗。推荐起始剂量是 20 mg,每日 1 次。2～4 周血尿酸未达标的患者可每日增加 20 mg,每日最大剂量是 80 mg。给药可以不管食物或使用抗酸药。有轻至中度肾或肝损伤患者无须调整剂量。正在用硫唑嘌呤、巯基嘌呤或茶碱治疗的患者忌用。但在并发小脑血管疾病的老年人中应谨慎使用,并密切关注小血管事件。

(3) 碱性药物

对于接受降尿酸药物治疗的高尿酸血症患者,推荐将尿 pH 维持在 6.2～6.9。可采用的药物有碳酸氢钠以及枸橼酸盐。

● 碳酸氢钠片:口服,每次 0.5～1.0 g,每日 3 次。由于本品在胃中产生二氧化碳($CO_2$),增加胃内压,常见嗳气、腹胀等症状,也可加重胃溃疡,长期大量服用可引起碱血症及电解质紊乱,充血性心力衰竭、水肿、肾功能不全者慎用。

● 枸橼酸盐制剂:主要用于尿酸性肾结石、胱氨酸结石及低枸橼酸尿患者。一般用量 9～10 g/d,疗程 2～3 个月。使用前需检测肾功能及电解质,避免发生高钾血症。

# 痛风急性发作如何处理

## 1. 注意休息

患者应卧床休息,受累关节应制动,抬高患肢,一般应休息至关节痛缓解 72 小时后始可恢复活动。过早恢复体力活动常导致复发。

## 2. 合理用药

（1）及早、足量用药，症状缓解后减停：如无禁忌证，在急性发作征兆刚出现时即给予痛风炎症干扰药（秋水仙碱、非甾体消炎药、糖皮质激素），小剂量常可控制急性发作。急性痛风性关节炎治疗的首选药物为非甾体消炎药或秋水仙碱，两者有同样迅速的疗效，由于前者不良反应较后者小，且药源丰富，故临床上应用较多。如有消化道溃疡、出血或手术的危险因素者，应按非甾体消炎药应用指南使用选择性 COX2 抑制剂，或加胃黏膜保护剂。如对以上药物反应不佳、不能耐受或有禁忌时，可考虑应用全身应用糖皮质激素，病变累及大关节者，亦可考虑糖皮质激素作关节腔内局部注射。非甾体类抗炎止痛药（nonsteroidal antiinflammatory drugs，NSAIDs）、秋水仙碱、糖皮质激素无效的难治性痛风，或有上述药物使用禁忌的患者，可考虑细胞因子拮抗剂或阻断剂，如 IL-1 受体拮抗剂或 TNF-α 拮抗剂等治疗。

（2）谨慎改变降尿酸药服用剂量：任何降低血尿酸药物均无抗炎、止痛和解热作用，既往认为降尿酸药物对急性发作的痛风性关节炎不仅没有抗炎、止痛作用，而且还会使血尿酸下降过快，促使关节内痛风石表面溶解，形成不溶性结晶而加重炎症反应。但近年来美国风湿病学会（ACR）和欧洲风湿病学会联盟（EULAR）指南建议尽早（甚至在炎症活动期），在有效抗炎保护下即开始降尿酸治疗。已服用降尿酸药者出现急性发作不需停药，按原剂量使用。

（3）禁用影响尿酸排泄的药物：如噻嗪类等利尿剂、胰岛素、

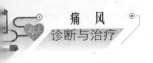
青霉素、乙胺丁醇、吡嗪酰胺、左旋多巴、苯乙双胍、二甲双胍、烟酸、华法林、阿司匹林、甲氧氟烷、维生素 $B_{12}$、环孢素、他克莫司等。如用利尿剂控制高血压,应考虑换用其他抗高血压药。心功能衰竭者,非必需应慎用利尿剂。

### 3. 改善生活习惯

应告知患者要劳逸结合、保证睡眠,生活要有规律,以消除各种心理压力,消除应激状态,紧张、过度疲劳、焦虑、强烈的精神创伤时易诱发痛风。饮食方面,痛风患者要选择多吃新鲜蔬菜和水果等碱性食物,增加碱性食品的摄取,可以降低血尿酸的浓度,甚至使尿液呈碱性,从而增加尿酸在尿中的可溶性,既能促进尿酸的排出,又能供给丰富的维生素和无机盐,有利于痛风的恢复。此外,痛风患者应该多喝水,限制烟酒。

## 痛风各期的处理原则如何

临床治疗上,痛风可分为无症状高尿酸血症期、急性发作期、间歇期和慢性期进行用药。肾脏病变期的用药需结合肾内科专业医生意见进行联合治疗用药。

痛风的治疗目的:①终止急性发作并防止其再次发生;②控制血尿酸浓度,纠正高尿酸血症;③预防肾脏损害;④预防和治疗糖尿病、肥胖、高血压、血脂异常等并发症。

痛风的治疗原则:①合理的饮食控制;②充足的水分摄入;③规律的生活制度;④适当的体育活动;⑤有效合理的达标治

疗;⑥定期的健康检查。

临床上,应根据痛风不同病期选择最适合的治疗方案。

(1)无症状高尿酸血症期:无症状的高尿酸血症大多不发展为痛风,一般认为无须药物治疗。但是仍需要控制体重,适当锻炼,同时避免高嘌呤的食物,饮酒、创伤、劳累、湿冷等因素也会诱发痛风,应尽量避免。定期检查血尿酸、尿尿酸及肾功能有无损害。

(2)急性期:急性期患者需卧床休息,抬高患肢并制动,以改善循环、减轻疼痛。一般应休息至关节痛缓解72小时后始可恢复活动,过早恢复体力活动常导致复发。疼痛剧烈时可用冰袋冷敷。饮食方面要多饮水,禁食高嘌呤食物如动物内脏、肉汤、鱼汤等,并多吃新鲜蔬菜、水果以增加尿酸排泄,同时禁酒少烟,少食用浓茶、浓咖啡等饮品。早期足量使用秋水仙碱或非甾体消炎药,必要时使用糖皮质激素药物口服或关节内注射。急性发作时,在不改变降尿酸药物服用剂量的同时,有足够抗炎保护下尽早开始降尿酸治疗。同时禁止使用抑制尿酸排泄的药物,包括利尿剂、抗生素等。痛风性关节炎是无菌性的炎症,使用抗生素不但起不到减轻炎症的作用,反而会影响尿酸的排泄导致症状的加剧。

(3)间歇期及慢性期:间歇期与慢性期的治疗,主要是控制高尿酸血症,防止急性发作。在分清尿酸过高是生产过剩还是排泄不畅后,相应地使用抑制尿酸生成药如别嘌醇、非布司他或促尿酸排泄药如丙磺舒、苯溴马隆等。根据自身情况严格控制血尿酸,进行痛风规范达标治疗,减少痛风发作的频率。平时应

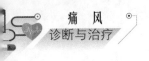

适当锻炼,不宜剧烈运动,饮食清淡,低嘌呤饮食,禁酒戒烟。

## 痛风如何进行综合治疗

痛风是一种慢性代谢性疾病,因此,痛风的治疗不仅仅指急性期的治疗,也不是单纯使用药物治疗,而是包括改善日常生活习惯在内的综合性治疗。2016 年 EULAR 提出痛风的达标治疗,即通过使用降尿酸药物将血尿酸降至 360 $\mu$mol/L 以下(如患者有痛风石、慢性痛风性关节炎及痛风反复发作,则要求降至 300 $\mu$mol/L 以下),并至少维持 6 个月,使患者血尿酸水平低于尿酸在血液中的溶解度,从而促进尿酸盐结晶的溶解并阻止新结晶的形成。痛风的综合治疗以此为目标并贯彻始终,所有的高尿酸血症及痛风患者应知晓并终身关注血尿酸水平的影响因素,并将血尿酸控制在理想范围。

1. 一般治疗

(1) 合理饮食:人体内的嘌呤约有 20% 是外源性的。通过合理饮食,控制嘌呤的摄入可以有效减少痛风的发作次数。含嘌呤较多的食物主要包括动物内脏、沙丁鱼、蛤、蚝等海味及浓肉汤,其次为鱼虾类、肉类等,而各种谷类制品、水果、蔬菜、牛奶、奶制品、鸡蛋等含嘌呤较少。别外,不推荐也不限制豆制品(如豆腐)的摄入。有研究表明,肥胖会降低尿酸的清除率并增加尿酸的产生,体重增加是痛风的危险因素。为了保持理想体重,食物应低蛋白质、低脂肪。蛋白质最好以植物蛋白质为主,或选用牛奶、鸡蛋。按1 kg体重摄入0.8～1 g的蛋白质,如是瘦肉、禽类等,可煮沸后去汤食用,避免食用炖肉或卤肉。痛风并发高脂血症患者,脂肪摄入应控制在总热量的20%～25%以内。乙醇(酒精)容易使体内乳酸堆积,对尿酸排出有抑制作用。痛风患者应禁酒,尤其是啤酒。食盐有导致尿酸沉积的作用,每天应限制在2～6 g以内。另外,痛风患者应大量喝水,每日饮水2 000 ml～3 000 ml,促进尿酸排出。碳水化合物能促进尿酸排出,患者可食用富含碳水化合物的米饭、馒头、面食等。

(2)适量运动:痛风患者应适当进行体育锻炼,有利于减少内脏脂肪生成、减轻胰岛素的抵抗性,从而预防痛风的发作。锻炼先从轻活动量开始,随着体力增强,逐渐增加活动量。可以进行游泳、骑车、慢速短程小跑、太极拳、气功、广播操、快步走等项目。运动量一般控制在中等量水平,50岁左右的患者以运动后心率达到100次/分左右、轻微出汗为宜。每周运动3～5日,每次约30分钟。其他诸如快跑、足球、篮球、长跑等剧烈运动则不适宜。因为剧烈运动后出汗增加、排尿相对减少,加上运动后的乳酸生成,会抑制尿酸的排泄而使血尿酸增高。运动的时间最好在午睡至晚饭之间。即使已有痛风结石,只要表面皮肤没有破溃、肾功能良好、没有明显心血管并发症、关节功能正常,仍可进行身体锻炼。

## 2. 根据病情合理用药

首先了解自己是原发性还是继发性的痛风。对于继发性痛风的患者,应积极治疗原发病。痛风急性发作期,受累关节应制动,及早、小剂量地使用秋水仙碱、非甾体消炎药等痛风炎症干

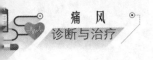

扰药。必要时使用糖皮质激素口服或关节注射。缓解期分清尿酸增高是生成增加还是排泄不畅,分别使用抑制尿酸生成药物及增加尿酸排泄药物。同时应避免使用抑制尿酸排泄的药物,控制血尿酸的浓度,防止痛风再次发作。

### 3. 并发症及伴随病的治疗

高尿酸血症是代谢性疾病,往往伴发有高血压、高血脂、高血糖等代谢综合征症状,可以促发冠心病、高血压、糖尿病等疾病。长期痛风患者约有 1/3 有肾脏损害,表现为痛风性肾病、急性肾衰竭及尿路结石,此类并发症及伴随病也需要系统治疗。此外,血尿酸过高还可以导致痛风石的发生,如有必要可手术治疗。

### 4. 中医治疗

根据病情辨证施治。

## 何时需使用降尿酸药物

临床上并非所有高尿酸血症的患者都必须要使用降尿酸药物。一般而言,对于单纯高尿酸血症患者,血尿酸水平在 540 $\mu$mol/L(9 mg/dl)以下,无痛风家族史、高血压、糖尿病、脂代谢异常、脑卒中、肥胖、冠心病、心功能不全、肾功能损害(＞CKD2 期)、尿酸性肾石病等并发症者,一般无需用降尿酸药治疗,但应控制饮食,避免诱因,并密切随访。要了解何时需要使用降尿酸药物,首先要知道降尿酸治疗的目标。一般来说,降尿酸的目标是把血尿酸降至 360 $\mu$mol/L(6 mg/dl)以下,体液中的尿酸浓度高于 420 $\mu$mol/L(6.8 mg/dl)时就处于饱和状态,尿酸结晶开始析出。而血尿酸低于 420 $\mu$mol/L(6.8 mg/dl),就不会发生沉积,而且已经沉积的尿酸结晶可以逐渐溶解甚至消失。建议所有高尿酸血症及痛风患者将血尿酸控制在 240～420 $\mu$mol/L。

降尿酸药物使用指征如下。

(1) 无症状的高尿酸血症。无症状的高尿酸血症是痛风前期。具有如下情况任一项者应行降尿酸治疗:(1)血尿酸 ≥540 $\mu$mol/L。(2)血尿酸≥480 $\mu$mol/L 且有高血压、糖尿病、脂代谢异常、脑卒中、肥胖、冠心病、心功能不全、肾功能损害(≥CKD2 期)、尿酸性肾石病等并发症之一。

(2) 痛风性关节炎。有以下情况者应行降尿酸药物治疗:(1)血尿酸≥480 $\mu$mol/L。(2)血尿酸≥420 $\mu$mol/L,且有下列情形之一的:痛风发作≥2 次/年、痛风石、慢性痛风性关节炎、肾结石、慢性肾病、高血压、糖尿病、血脂异常、脑卒中、缺血性心脏病、心衰及发病年龄＜40 岁。

## 使用降尿酸药时应注意什么

(1) 不宜在急性期盲目加用或改变剂量。痛风急性期改变降尿酸药物剂量可能加重炎性反应,如需调整剂量或开始降尿酸药物治疗,须在足够抗炎保护下使用。已服用降尿酸药者出现急性发作时不需停药,按原剂量使用。未服用降尿酸药物者,

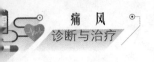
一般在新近发作控制后 3～5 周开始使用,并予小剂量秋水碱或 NSAZDs 预防痛风急性发作。

(2) 分清尿酸是"生产过多"还是"排泄不畅",24 小时尿液的尿酸含量收集检验可做鉴别,根据自身高尿酸产生的原因选择促尿酸排泄药或抑制尿酸生成药。

(3) 降尿酸药必须从小剂量开始使用,达到疗效后应逐渐减量;降尿酸不宜过快,以免诱发急性关节炎。

(4) 应用促尿酸排出药时,从肾脏排出尿酸大量增加,为防止尿酸堵塞肾小管引起肾损害及肾结石,除了应从小剂量开始使用外,还应尽量在白天使用。

(5) 如晨尿 pH<6.0,尤其是在使用促排尿酸药物治疗过程中,须监测晨尿 pH 使之保持在 6.2～6.9 之间,必要时碱化尿液,并多饮水,保持每日尿量在 2 000 ml～3 000 ml,以利尿酸排出。

(6) 忌用抑制尿酸排泄的药物。

(7) 服药时一定要密切注意有无不适、皮疹等,一旦怀疑有药物不良反应,立即停药并就医。使用别嘌醇前建议检测 HLA-B5801,阳性者禁用别嘌醇。

## 痛风合并肾功能不全患者如何选择降尿酸药物

痛风合并肾功能不全患者选择合适的降尿酸药是减少痛风急性发作、稳定肾功能不可或缺的一个环节。降尿酸药可分为促尿酸排泄、抑制尿酸合成及新型的促进尿酸分解药3类。促尿酸排泄药包括苯溴马隆、丙磺舒和磺吡酮(苯磺唑酮)等;抑制尿酸合成药包括别嘌醇和新型的非布司他(febuxostat)、托匹司他(topiroxostat);促进尿酸分解药包括新型重组黄曲霉菌尿酸氧化酶——拉布立酶(rasburicase)和聚乙二醇尿酸氧化酶——培戈洛酶(pegloticase)。

(1) 促尿酸排泄药物。其分为促肾脏排泄尿酸药物、促肠道排泄尿酸药物、碱化尿液促尿酸排泄药物。因促肾脏排泄尿酸药中丙磺舒的不良反应和药物相互作用较多,且对肾功能要求更高,故不少国家早已把它淘汰,而替之以苯溴马隆。苯溴马隆对肾功能的要求可放宽到肌酐清除率>25 ml/min,但其肝毒性不容忽视,使用时需监测肝功能。促进肠道排泄尿酸药的代表药为药用炭(爱西特),它是一种极微粒化活性炭,口服后在肠道吸附尿酸、肌酐等物质,增加肠道有害物的排出。碳酸氢钠通过碱化尿液增加尿酸排泄,可作为肾功能不全患者合并痛风时的基础用药。

(2) 抑制尿酸合成药。别嘌醇对于肾功能不全者,应根据肾功能情况调整剂量,肌酐清除率为60~89 ml/min、30~59 ml/min和10~29 ml/min时,应分别调整为200 mg/d、100 mg/d和50~100 mg/d。使用别嘌醇者有2%~5%出现轻度皮疹和其他不良反应,罕见的不良反应有超敏综合征,表现为发热、毒性上皮细胞坏死溶解、肝炎和嗜酸性粒细胞增高,病死率达20%。别嘌醇只对还原型的黄嘌呤氧化酶有抑制作用,而非布司他对还原型和氧化型黄嘌呤氧化酶均有抑制作用,抑制效果更强,小剂

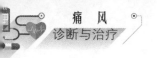

量就能发挥较高活性。非布司他在肝脏代谢成非活性产物,一部分通过胆汁、一部分通过肾脏排泄,双通道的排泄方式,使得轻中度肾功能不全患者在使用非布司他时无需调整剂量,安全有效。

(3) 促尿酸分解药。临床试验发现,拉布立酶和培戈洛酶降尿酸快而强,它们主要通过分解尿酸为易于分泌排出的尿囊素而发挥作用。这类药物的最大问题是抗原性较强(尤其是前者)、易过敏,需静脉注射,适于短期使用以降低尿酸者,而长期维持治疗最好换用其他降尿酸药,目前欧美仅批准用于肿瘤溶解综合征,而尚未批准用于痛风的降尿酸治疗。但拉布立酶可替代别嘌醇,或可与别嘌醇联合应用于肾功能衰竭者。但要注意的是,因为促尿酸分解药降尿酸作用快而强,故较易诱发痛风的急性发作。

(4) 有"一箭双雕"作用的药物。①氯沙坦:国内外研究已肯定氯沙坦(每次 50 mg,每日 1 次)兼有降尿酸和降压作用,且安全性良好,适于有高血压且尿酸增高不明显的高尿酸血症肾损害患者单独使用,或与其他降尿酸药联用治疗顽固性血尿酸增高的痛风及慢性尿酸性肾病患者。不像其他促尿酸排泄药,氯沙坦不增加尿路结晶的形成,这可能与其能增高尿 pH 有关。代谢产物主要由尿和胆汁排泄,轻、中度肾功能损害患者可不必调整剂量。②非诺贝特和阿托伐他汀:两者兼有降尿酸和降血脂作用,前者适于伴以甘油三酯增高或以甘油三酯增高为主的混合型高脂血症的痛风及慢性尿酸性肾病患者,而后者适于伴胆固醇增高或以胆固醇增高为主的混合型高脂血症的痛风及慢性尿酸性肾病患者。国内外对非诺贝特的研究较多,有研究显示,非诺贝特 200 mg/天治疗 3 周后血尿酸降低 19%,160 mg/天治疗 2 个月后血尿酸降低 23%。令人鼓舞的是,非诺贝特快速降尿酸时不引起痛风急性发作,肾功能不全患者可用。③纳-葡萄糖协同转效蛋白 2(sodium-glucose cotransporter2,SGLT 2)抑制剂:目前上市的主要有矢格列净,达格列净、依帕列净等,它们均可不同程度地降低尿酸水平,同时可改善蛋白尿,改善肾小球滤过率,糖尿病合并痛风患者适宜。

# 痛风治疗有哪些新研发的药物

痛风的发病率随着生活水平的提高正逐年呈日益上升趋势,因此治疗痛风的新方法也在不断地完善。目前治疗痛风的新药物研发主要有以下几个方面。

1. 用于痛风急性期

(1) 卡那单抗(Canakinumab):一种单克隆抗体,是白介素家族中一员,是介导炎症反应的关键成分,可中和 IL-1β 以抑制炎症。

(2) 阿那白滞素(Anakinra):一种重组 IL-1β 受体拮抗剂。与 Canakinumab 相比,Anakinra 是半衰期相对较短且成本较低。

2. 降尿酸药物

(1) 增加排泄:来辛奴拉(lesinurad,RDEA594),它能抑制

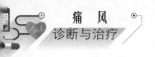
URAT1 和 OAT4 的尿酸转运功能,从而促进尿酸在肾的排泄。

(2)减少生成:托匹司他(FYX-051),是一种新的选择性黄嘌呤氧化还原酶抑制剂。

(3)多靶点治疗:①KUX-1151 是第 1 个进入临床试验的具有对 XO 和 URAT1 双重作用的药物,作为一种新的高尿酸血症治疗药物在日本进行Ⅰ期和Ⅱ期临床研究。②RLBN-1001 是一种抗癌药物,但却能显著降低人血尿酸水平,具有对 XOR 和 URAT1 的双重抑制作用。

## 痛风古代病名是什么

在中医典籍中,也有"痛风"病名,通常被列入"痹证"范畴,东汉张仲景《金匮要略》中所述"历节黄汗出""独足肿大""脚肿如脱,头眩短气,温温欲吐"之证,像极今之痛风性关节炎。而痹证是指因感受湿、热、风、寒等邪气引起以四肢关节、筋骨及肌肉疼痛、麻木、活动不灵,甚至关节红、肿、灼热为主要表现的病证,常常反复发作且逐渐发展,最终可导致关节畸形或功能障碍。因此从中医学的观点来看,各种关节炎,例如风湿热(含风湿性关节炎)、类风湿关节炎、痛风性关节炎、骨关节炎等均归入痹证的范围论治。在中医文献中"痛风"是痹证或痹病的别名。历代医家对"痛风"的认识又多有分歧,有倡痛风即痹证说,有倡痛风即痛痹说,有倡痛风即风痹说。但多数医家认为痛风与三痹中的痛痹或行痹相似。其后又有许多文献论及此病的病因与治疗方法。但是,在几乎所有讨论"痛风"的古代中医文献中,都把该病视为一种因外受风、寒、湿邪而引起的疾病。

《中药新药治疗痹病的临床研究指导原则》对痹病作了如下界定:痹病是指因外邪侵袭肢体经络而致肢节疼痛、麻木、屈伸不利的病证。严重者可致肢体残废、丧失劳动力。本病类似于现代医学自身免疫病范畴,诸如类风湿关节炎、风湿热(含风湿性关节炎)、强直性脊柱炎、骨关节炎等。尤其是类风湿关节炎、风湿热(含风湿性关节炎)多见。临床主要表现:关节、肌肤、筋骨等部位疼痛,或肿胀僵硬、麻木重着,或屈伸不利,甚则关节肿大变形、强直不伸、肌肉萎缩等。多与气候变化有关,好发于青壮年,女多于男。实验室检查:抗链球菌溶血素 O(抗"O")增高,或红细胞沉降率(血沉)增快,或类风湿因子阳性,X 线摄片可见骨质侵害。将上述界定与现代医学中关于痛风病的特征相比较,不难看出两者之间尚有较大的差别,因此把它们视为同一疾病的观点值得商榷。

也有医家提出唐代以后的中医文献中,某些关于"脚气"病的论述与现代医学所论痛风的特征颇相类似。"脚气"之名,大约起源于晋朝。明朝张景岳在《景岳全书·脚气》中引苏敬之说云:"自晋代始有此名"。清朝张璐在《张氏医通·脚气》中说:"晋唐以前名为缓风,古来无脚气名,后以病从脚起,初发因肿满,故名脚气也。"又说:"此病发,初得先从脚起,因即胫肿,时人号为脚气,即其义也"。古代所称的"缓风",多属现代医学所指的维生素 $B_1$ 缺乏症。《杂病广要·脚气》说:"唐以上所谓脚气,即今之脚气,而宋以降所谓脚气,盖不过寻常脚痹、脚痛等,而作

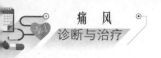
为脚气,殆非今之脚气,岂风会变迁时有不同乎。"又说:"患脚气患者,不可吃鲫鱼,甚验。生姜蒜豉当食大佳,不宜食面及羊肉萝卜蔓菁韭。酒醉房室,久立冷湿,船行水气,夏月屋中湿气热气,劳剧哭泣忧愤,如此等类,好使气发也"。《苏长史论》曰:"脚气之为病,本因肾虚,多中肥溢肌肤者,无问男女……多饮酒食面,心情忧愤,亦使发动"。李东垣《医学发明·脚气》说:"盖多饮乳酪醇酒水湿之属也,加以奉养过度,以滋其湿水之润下,气不能煦之,故下注于足,积久而作肿满疼痛,此饮之下流之气所致也。"又说:"饮酒及乳酪勿使过度,过则伤脾,下注于足胫跗肿,遂成脚气"。张景岳《景岳全书·脚气》也认为,"脚气"病"自内而致者,以肥甘过度,酒醴无节,或多食乳酪湿热等物,致令热壅下焦,走注足胫,而日渐肿痛,或上连手节者,此内因也。脚气有实邪,凡壅盛肿痛而为闭结或为胀满者,治宜以疏导通利为主"。日本丹波元简说:"大抵由内因者十之八九,由外因者十之二三,与诸病并发者,十之五六。夫王侯贵官,出则肥马华轿,入则高堂大厦,足未常履地,其多患此者,无他,膏腴过分,酒食越度,因以致之。"(《脚气钩要·序》)可见,古籍所称"脚气",早已是另一类疾病,其中除了现代医学所称的维生素 $B_1$ 缺乏病外,还包括了现代医学所称的痛风。古医籍对"脚气"的论述中,不少内容与现代医学有关痛风症状和体征的论述相符:①好发部位"是以先从太冲穴隐核痛起,及两足胫红肿,或恶寒发热,壮若伤寒,痉挛掣痛,是其候也,或一旬或半月,复作如故,渐渐而致于足筋肿大如瓜瓢者,多有之矣";(《医学正传·脚气》)②发作急骤和疼痛剧烈,"有忽患脚心如中箭";(《杂病广要·脚气》)③反复发作,"发歇不时";(《杂病广要·脚气》)④局部特征"见于皮肉,红肿如云痕,或隐见红色,按之热且痛者是也";(《杂病广要·脚气》)⑤饮食宜忌,孙思邈说:"患脚气之病,极须慎房室,羊肉、牛肉、鱼、蒜、蕺菜、菘菜、蔓菁、瓠子、酒面、酥油、乳糜、猪鸡鹅鸭"。

综上所述,古代中医学即有"痛风"一名,根据多数医家意见,与西医学的痛风并非是同一病。中医学的痛风实乃痹病的别名。根据西医学痛风的关节症状,与痹证中的"热痹""历节""白虎历节""脚气"等相似。其肾脏病变、肾结石等则分别归属于"虚劳""石淋"范畴。本病多因嗜食膏粱厚味及酗酒,易生湿热,或因遗传体质,内有蕴热,复感风寒湿邪,与热相搏,湿热病邪流注关节而成。湿热之邪化火伤阴,煎熬尿液,日积月累,可结为砂石,发为石淋;湿热积聚或热灼津液为痰,流注关节附近,形成皮下痰核(痛风石)。

## 中医学对痛风认识的历史沿革如何

中医"痛风"一词最早见于梁朝陶弘景《名医别录·上品》中:"独活,微温,无毒。主治诸贼风,百节痛风无久新者"。但当时的痛风仅是指关节疾病的一种病理表现。"痛风"作为病名始于金元,由于金元时代痹证与痿证混同于"中风",造成了认识上的偏差,故李东垣、朱丹溪弃痹证之名不用,创立"痛风"之名。如朱丹溪在《格致余论·痛风论》中指出:"痛风,四肢百节走痛是也,他方谓之白虎历节证"。清朝张璐在《张氏医通·痛风》指

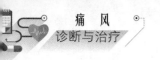
出："按痛风一证，《灵枢》谓之贼风，《素问》谓之痹，《金匮》名曰历节。后世更名曰白虎历节，多由风寒湿气乘虚袭于经络，气血凝滞所致"。按历节，即行痹、痛痹之属，唐人或谓之白虎病，宋人则称白虎历节风，又称痛风，而元以降，专用其名矣。可见张璐认为此病即是"痹"证。明朝张景岳在《景岳全书·风痹》说："风痹一证，即今人所谓痛风也"。明代虞抟在《医学正传·痛风》说："夫古所谓痛痹者，即今之痛风也"。此外，《杂病广要·历节》有"筋骨疼痛，俗呼为痛风，或痛而游走无定，俗呼为走注风"；以及"痛风即《内经》风寒湿三气杂至，合而为痹也""痛痹者，疼痛苦楚，世称痛风及白虎历节之类是也"和"痛风脉浮紧，头痛恶寒发热，为新受之邪，宜五积散"之类的引述。只有《丹溪心法》所云痛风与痰湿相关，痰湿为阴邪，有流注下趋之性，故发病多从足部关节开始，表现为"独足肿大""脚肿如脱"，昼静夜发，疼痛剧烈，"其疾昼静而夜发，发则彻髓，酸痛乍歇，其痛如白虎之噬"，常伴"头眩短气，温温欲吐"，病变关节"黄汗出"。这些描述与西医痛风和痛风性关节炎等相一致。而明朝李时珍在《本草纲目》一书中所描述的"痛风"，是游走性关节疼痛、红肿，属于西医中的风湿热(含风湿性关节炎)之类，并非现代的痛风，不能混淆。可见，古代中医文献中所说"痛风"并非都是痛风性关节炎。

## 痛风的中医基本病因、病机是什么

中医学对痛风的病因、病机认识较早，认为其病因有风、湿、痰、瘀、血虚、血瘀之异。"痛风"一词最早见于梁代陶弘景《名医别录》中。认为其病机为湿、热、痰浊痹阻经络,脏腑积热,湿热痰浊流注于关节、肌肉、骨骼,气血运行不畅而成痹证。金元四大家的李东垣和朱丹溪提出"痛风"这一病名仅次于梁代陶弘景。李东垣《兰室秘藏》认为痛风的主要病因在于气血虚弱;朱丹溪《格致余论·痛风论》说:"彼痛风也,大率因血受热,已自沸腾,其后或涉冷水,或立湿地,或扇取凉,或卧当风,寒凉外搏,热血得寒,汗浊凝涩,所以作痛,夜则痛甚,行于阴也"。《丹溪心法》谓:"肥人肢节痛,多是风湿与痰饮流注经络而痛,瘦人肢节痛,是血虚"。本病多因人体正气不足、阴阳失调、嗜食膏粱厚味及酗酒,易生湿热,或因遗传体质,内有蕴热,复感风寒湿邪,与热相搏;湿热痰瘀等病理产物聚于体内,留滞经络,流注关节而成;复因饮食劳倦,房事不节,感受外邪,内外合邪,气血凝滞不通,故发为痛风。可见,痛风的发生是素体脾肾先虚,外感六淫,内伤七情,风湿痰浊流注经络、关节、脏腑而致病。归结为一点,即正虚邪实。

痛风与痰湿相关,痰湿为阴邪,有流注下趋之性,临床上痛风多呈发作性,多由疲劳、房事不节、嗜食厚味或感受风寒湿热等外邪诱发,发作时表现为某一局部剧烈疼痛,甚则背不能动,或手不能举,或足不能履地,并且有日轻夜重和转移性疼痛的特点。经休息和治疗后虽可好转,但时息时发,日久可使受损部位出现肿胀、畸形,恢复较为困难。进而湿热之邪化火伤阴,煎熬尿液,日积月累,可结为砂石,发为石淋(膀胱湿热);湿热积聚或热灼津液为痰,流注关节附近,形成皮下痰核(痛风石)。患病日

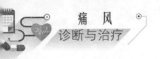

久,湿热病邪损伤气血及脏腑功能,伤及肝、脾、肾等脏,形成虚证或虚实夹杂证。

在此基础上,当代医家又进一步探索:马立人认为,血瘀是痛风性关节炎病机关键;余励认为,阴分受损、血热攻痛是其病本;而刘孟渊指出脾肾失常、水谷不归正化、湿浊毒邪内生是痛风发病的重点;王柏青则概括该病主要病机为湿、热、痰、瘀。

## 治疗痛风的经典方剂有哪些

痛风属中医学"痛风""热毒痹""历节病""白虎历节"等范畴。本病多见于中老年男性,主要是由于中老年男性肾阳渐亏,不能推动脾胃运化的内因,又加之劳倦内伤、饮酒饱食、膏粱厚味、外伤等外因,进一步损伤气血,使湿邪内蕴,久而化热而致"热毒气从脏腑出,攻于手足,手足炽热赤肿疼痛也"。而急性痛风的基本病机为脾肾两虚,内生湿热毒,充斥血脉,痹阻经络,留注骨节,着于肌肤;如转为慢性,则耗伤肝肾精血,日久化瘀,痹阻关节经络。故其病位初在血脉,继而骨节、经络、肌肤、脏腑。证属本虚标实之证。临床上常用以下经典方剂。

1. 乌头汤加减

组成:桂枝9g,麻黄6g,薏苡仁20g,制川乌、草乌各9g,生甘草12g,羌活15g,独活15g,防风12g,苍术12g,当归9g,川芎10g,生姜5片。

功效:祛风散寒,除湿通络。

主治:寒湿痹阻型痛风。

加减:风邪偏胜者,可加海风藤、秦艽;寒邪偏胜者,可加熟附子、干姜;湿邪偏胜者,可加防己、萆薢;对皮下结节或痛风石,可加祛痰化石通络药如制南星、炮山甲、皂角刺。

**2. 桂枝芍药知母汤加减**

组成:桂枝10 g,白芍15 g,麻黄6 g,白术12 g,知母10 g,防风10 g,附子6 g,黄柏10 g,川牛膝15 g,防己15 g,薏苡仁30 g,制乳香、制没药各6~10 g,甘草6 g。

功效:祛风除湿清热,活血通络止痛。

主治:寒湿化热型痛风。

加减:如疼痛较剧时,可加三七粉或丹参加强活血之功;如出现肩关节和上肢关节痛时,可加羌活、葛根加强通络作用。

**3. 大黄䗪虫丸加减**

组成:大黄䗪虫丸(大黄、黄芩、甘草、桃仁、杏仁、芍药、干地黄、干漆、虻虫、水蛭、蛴螬、䗪虫)每次3~6g,每日2次。

功效:活血化瘀通络为主。

主治:瘀血阻络型痛风。

加减:脾虚湿阻者,可加茯苓、半夏、陈皮;皮下结节者,可加天南星、白芥子;关节疼痛较甚者,可加乳香、没药、延胡索;关节久痛不已,甚至强直畸形者,可加全蝎、蜈蚣、炮山甲;痰核破溃者,可加黄芪。

**4. 肾气丸加减**

组成:附子9 g,肉桂3 g,熟地黄15 g,山萸肉15 g,怀山药

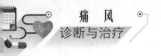
15 g,云茯苓 15 g,泽泻 15 g,丹皮 12 g,白芍 15 g,川芎 15 g,甘草 6 g。

功效:益肝肾,补气血,祛风湿,止痹痛。

主治:肝肾亏虚型痛风。

加减:疼痛较甚者,可加制川乌、水蛭;腰膝酸软无力者,可加续断、鹿角霜;偏阴虚者,可用左归饮加减;偏阳虚者,可用右归饮加减。

## 治疗痛风目前常用的方剂有哪些

中医学认为,痛风或因内伤气血亏虚,外感风寒湿邪,以致痰瘀、阴火流注关节,风、寒、湿、痰、热(火)、虚交相为害,污浊凝聚,不得运行而作痛。受累脏腑以脾、肾为甚。中医采取辨证论治的方法,对发作期、缓解期的不同证型采取不同的治疗方法,已显出诸多的优越性。痛风的中医治疗,发作期或以清热利湿,或以散寒祛湿止痛为主要原则,方以《成方便读》四妙丸或《金匮要略》桂枝芍药知母汤为主;缓解期当滋肾健脾、化痰除湿为主,方选二陈汤、六君子汤、肾气丸加减。中医还特别强调痛风的"将摄调养"。以下是目前临床上常用的方剂。

### 1. 白虎通痹汤

组成:金银花 30 g,连翘 15 g,知母 15 g,石膏 50 g,黄芩 12 g,防风 15 g,秦艽 15 g,桑枝 30 g,细辛 3 g,制草乌 10 g(先煎),黄柏 12 g,牛膝 15 g,露蜂房 15 g,甘草 6 g。

热甚者加泽泻、防己。

2. 加味宣痹汤

组成:防己、赤小豆、杏仁各 15 g,滑石 30 g,连翘 9 g,地龙 12 g,栀子 12 g,薏苡仁 20 g,半夏 8 g,蚕沙 10 g,蜈蚣 2 条,石膏 60 g,制马钱子 1 g。

3. 增味五痹汤

组成:麻黄 15 g,桂枝 10 g,红花、白芷、防风、防己、羌活、知母、丹皮、茜草、土鳖虫、乌梢蛇各 10 g,葛根 24 g,川乌 10 g(先煎 1 小时),羚羊角粉 0.6 g(冲服),黄芪、石膏各 30 g。

4. 加减身痛逐瘀汤

组成:桃仁、红花、秦艽、川芎、五灵脂、香附、羌活、地龙各 10 g,怀牛膝、当归各 15 g,没药 6 g,甘草 5 g。

伴湿热者加土茯苓 30 g,草薢 10 g,连翘 12 g;疼痛剧烈者加乌梢蛇 10 g,延胡索 15 g;皮下有结节者加僵蚕 10 g,白芥子 12 g。

5. 加味四妙散

组成:黄柏、苍术、防己各 12 g,车前子(包煎)、地龙各 15 g,牛膝 10 g,薏苡仁、石膏各 30 g。

关节疼痛灼热红肿,苔黄、脉数者,为内热壅盛,酌加连翘、丹皮各 15 g;关节肿胀明显,舌胖苔腻、脉濡滑者,系湿浊偏重,酌加土茯苓 30 g,泽泻 15 g;疼痛较甚,舌黯、脉弦者,为气血瘀滞,酌加醋元胡 15 g,金铃子、桃仁各 10 g;发病较久,正虚邪恋,反复发作,舌质淡、脉小者,乃气血不足,酌加黄芪、当归、白术各 15 g,生地黄 12 g。

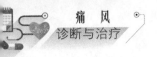
6. 加减三仁汤

组成:生薏苡仁30 g,西砂仁3 g,杏仁9 g,滑石6 g,川牛膝
15 g,淡竹叶9 g,厚朴9 g,半夏9 g,瓜蒌皮9 g,丝瓜络30 g。

如关节肿胀较剧者,酌加茯苓、泽泻各5 g;如大便溏薄不成
形者,酌加淮山药20 g,莲子肉9 g;如神疲乏力、汗出较甚者,酌
加黄芪、太子参、山萸肉各15 g。

## 治疗痛风目前可使用的中成药有哪些

目前在临床上用于治疗痛风的中成药如下。

1. 新癀片

组成:九节茶、三七、牛黄、珍珠层粉等药物,另含有少量吲
哚美辛(消炎痛)成分。

功效:清热解毒,活血化瘀,消肿止痛。

主治:痛风性关节炎急性发作期。

服法:每次4片,每日3次。

有临床观察发现新癀片内服、外涂治疗痛风性关节炎,消肿
止痛迅速有效,不良反应少。且痛风性关节炎反复发作者使用
新癀片均能有效,长期应用新癀片不会引起骨骼抑制、严重胃肠
反应,临床效果优于非甾体消炎药和秋水仙碱。

2. 正清风痛宁

组成:本品是从我国传统中药青风藤中提取的主要活性成
分青藤碱,经现代工艺精制而成的纯中药制剂。现有口服片剂

及注射液两种剂型。

功效:祛风湿,通络止痛。

主治:痛风、类风湿关节炎等。

服法:正清风痛宁片剂每次 1～4 片(每片含盐酸青藤碱 20 mg),每日 3 次,口服。正清风痛宁注射液每次 1～2 ml 关节腔注射,每 2 日 1 次;或根据不同病情,选用不同穴位,每次 1～4 个穴位注射,每次每穴 1 ml;或每次 2 ml,正极导入,时间 20 分钟。

注意点:本品具有强烈的释放组胺作用,部分患者在用药初期会出现瘙痒、潮红、出汗、肿痛加重现象。一般无须处理,上述现象可自行消失;反应严重者,剂量可适当减少或停药。注射过程中,若患者出现手足或口唇发麻、胸闷、胸痛等表现时应立即停药,必要时对症处理。偶见报道个别患者出现过敏性休克。支气管哮喘患者禁用,孕妇或哺乳期妇女慎用,有药物过敏史者慎用。使用注射液治疗时应在医生指导下使用。

3. 四妙丸

组成:黄柏、苍术、薏苡仁、怀牛膝。

功效:清热利湿,通络止痛。

主治:痛风,证属湿热下注型者。

服法:每次 6 g,每日 2 次,温水送服。

4. 痛风定

组成:秦艽、黄柏、延胡索、赤芍、泽泻、车前子、土茯苓。

功效:清热祛湿,活血通络定痛。

主治:湿热痹阻所致的痹证、痛风等。

服法:每次 3～4 粒,每日 3 次,口服。

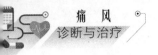
**5. 九藤酒**

组成:青藤、钩藤、红藤、丁公藤、桑络藤、菟丝藤、天仙藤、阴地蕨、忍冬藤、五味子藤。

功效:祛风清热,除湿通络。

主治:痛风,证属湿热痹阻型者。

服法:每次 9 ml,每日 3 次。

**6. 四妙散**

组成:威灵仙、羊角灰、白芥子、苍耳子。

功效:化痰通络,理气止痛。

主治:痛风,证属血瘀痰阻型者。

服法:每次 3 g,每日 3 次,姜汁送服。

**7. 舒筋活血丸**

组成:土鳖虫、桃仁、骨碎补、熟地、栀子、桂枝、乳香、自然铜、儿茶、当归、红花、怀牛膝、续断、白芷、赤芍、三七、苏木、大黄、马钱子、冰片。

功效:活血化瘀,通络止痛。

主治:痛风,证属血瘀痰阻型者。

服法:每次 1 丸,每日 3 次,温水送服。

**8. 金匮肾气丸**

组成:熟附子、桂枝、熟地黄、山药、山茱萸、丹皮、茯苓、泽泻。

功效:温补肾阳。

主治:痛风,证属肝肾不足型偏阳虚者。

服法:每次 8 丸,每日 3 次,淡盐水送服。

9. 六味地黄丸

组成:熟地黄、山茱萸、炒山药、丹皮、茯苓、泽泻。

功效:滋阴补肾。

主治:痛风,证属肝肾不足型偏阴虚者。

服法:每次 8 丸,每日 3 次,淡盐水送服。

# 治疗痛风外治法有哪些

痛风性关节炎威胁到人类的健康,中医中药在治疗痛风上有其独特的疗效,尤其在外治法上可圈可点,现介绍如下。

## 1. 中药外敷

本法根据"透皮吸收"的理论,利用药物不同的理化作用,通过"体表穴位—经络通道—络属脏腑"的传递,起到治疗该病的目的。

(1) 金黄散:出自明代陈实功的《外科正宗》。

组成:大黄、黄柏、姜黄、白芷、胆南星、陈皮、苍术、厚朴、天花粉、冰片。

用法:共研为末,水调外敷。每日 1 次,3 次为 1 个疗程。

(2) 四黄散:出自明代王肯堂的《证治准绳》。

组成:大黄、栀子各 5 份,黄柏 4 份,黄芩 3 份。

用法:研粉。用冷开水将其调成糊状外敷于患处,每日换药 1 次,连用 1 周。可配合加味二妙丸内服。

(3) 金黄膏:上海中医药大学附属曙光医院自制制剂。

组成:大黄、黄柏等。

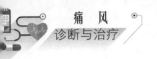

用法:外敷患处,每日1次,共3～5日为1个疗程。

**2. 针灸治疗**

根据文献报道,针灸(包括针刺、温灸、火针、电针、刺络放血及穴位注射等)治疗痛风性关节炎时,疗效好,见效快,值得进一步深入研究。主要包括以下疗法。

(1) 针刺疗法

有学者针刺治疗痛风性关节炎选择最痛点为阿是穴,取得良好的治疗效果。另有学者将痛风性关节炎患者随机分为针刺治疗组和药物对照组[急性期:口服吲哚美辛(消炎痛)、别嘌醇;慢性期:口服别嘌醇],结果针刺组总有效率明显优于对照组。还有学者将急性痛风性关节炎患者随机分为针刺治疗组和药物对照组,针刺组取穴曲池穴、血海穴、三阴交穴、太溪穴,随症加减:肩痛加肩髃穴、肩井穴;肘痛加手三里穴;腕痛加阳池穴、外关穴;膝痛加膝眼穴、阳陵泉穴;踝痛加丘墟穴、悬钟穴;趾痛加大都穴、太冲穴,针法用平补平泻法。结果显示针刺组总有效率明显优于对照组。

(2) 灸法和火针疗法

灸法。临床上常常采用直接灸,具体方法:把搓成麦粒状的艾绒放在涂了油(防滑)的穴位皮肤上,用线香点燃,感到热后马上用小镊子或筷子夹掉。常用穴位是中脘穴、足三里穴和商丘穴,每穴灸麦粒状的艾绒3～5壮,其中商丘穴是消炎穴。

火针疗法。本疗法是将用钨丝制成的针具烧至通红,然后快速刺入人体一定的穴位或部位,从而祛除疾病的一种针刺方法,具有祛寒除湿、消瘀散结、清热解毒、温通经络等功效,可促进慢性炎症吸收,同时将病变组织破坏,激发自身对坏死组织的吸收,促使受损组织和神经重新再生及修复。有关研究报道指出,以火针直接刺激病灶及反射点,能迅速消除或改善局部组织水肿、充血、渗出、粘连、钙化、挛缩、缺血等病理变化,从而加快循环、旺盛代谢。

此两法可以直接激发经气,鼓舞气血运行,从而达到温经散寒、补益阳气、调和气血、畅通经络、促进新陈代谢、增强免疫力和抵抗力的作用。

(3)刺血疗法

刺血疗法是在中医基本理论指导下,通过放血祛除邪气而达到和调气血、平衡阴阳和恢复正气的一种有效治疗方法,适用于"病在血络"的各类疾病。刺血疗法主要有络刺、赞刺及豹文刺法,后世又有发展。现代临床刺血疗法都应在常规消毒后进行,针具可选用三棱针或粗毫针,手法宜轻、浅、快、准,深度以0.1~0.2寸为宜。一般出血量以数滴至数毫升为宜,但也有多至30~60 ml者。

刺血疗法可以疏通经络中瘀滞的气血,调节虚实,调整脏腑功能。许多民族医学尤其是壮医有用刺血疗法治疗急性痛风的丰富经验。

(4)穴位注射

临床上有报道采用正清风痛宁针剂穴位注射治疗痛风性关节炎30例,注射穴位为病变部位附近的穴位,如外关穴、合谷穴、八邪穴、足三里穴、阳陵泉穴、昆仑穴、照海穴、八风穴;此外尚可选用肿痛关节部位的阿是穴,总有效率为80%。

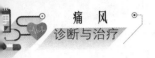

### 3. 其他外治疗法

有学者采用中药内服加中药电泳浴治疗急、慢性痛风性关节炎。电泳浴药物组成：生半夏、天南星、莪术、丹参、红花、乳香、没药、羌活、独活；急性期加土茯苓、防己，慢性期加威灵仙、天仙藤，痛甚者可酌情加制马钱子粉和洋金花。急性发作期内服药为四妙散加减(苍术、黄柏、牛膝、薏苡仁、防己、萆薢、泽泻、忍冬藤、木瓜、地龙、车前子)，慢性期分型治疗。

### 4. 综合外治法

临床采用多种外治疗法相结合治疗痛风性关节炎，以达到互相补充、互相促进的目的。

有学者采用针刺(针刺取穴：患侧三阴交穴、太溪穴、足三里穴)配合中药痛风合剂(秦皮、大黄、黄柏、苍术、牛膝、乳香、没药、牡丹皮)外敷治疗急性痛风性关节炎。或运用针刺火罐结合水晶膏(生大黄粉、生黄柏粉、芒硝、乳香粉、没药粉、薄荷、冰片、凡士林调匀即可)外敷为主治疗痛风性关节炎。或采用外敷芙蓉散(鲜芙蓉花叶、黄柏、苦参、山豆根、地骨皮、冰片、萆薢、赤芍、络石藤、薏苡仁)配合以皮肤针叩刺患处，同时应用拔火罐法治疗痛风性关节炎。或采用针刺配合中药离子导入法治疗痛风性关节炎，针刺曲池穴、外关穴、合谷穴、血海穴、足三里穴、阴陵泉穴、三阴交穴及丰隆穴，并配合中药通络液双向离子导入。或采用针刺双侧三阴交穴、阴陵泉穴、足三里穴、太溪穴、阿是穴，配合使用半导体激光照射机进行穴位照射治疗痛风性关节炎。或采用防风通圣丸内服与寻骨风注射液穴位注射相结合(下肢取穴：阳陵泉穴、阴陵泉穴、足三里穴、三阴交穴；上肢取穴：曲池穴、外关穴、合谷穴)治疗痛风性关节炎急性发作。

## 痛风发作时简便的院前治疗措施有哪些

平时临床上遇到很多痛风急性期的患者在晚上痛风发作，常常一时不知所措。此时去医院就诊很难找到相应的专科治疗，因此了解痛风发作时简便的院前治疗措施意义重大。

首先痛风是一种反复发作的急性关节炎。早在医学起步初期，医生就已知道痛风。希波克拉底甚至就曾诊断其患者患有该病。痛风最为常见的症状就是趾根部的关节疼痛难忍，这种痛苦折磨着大约3/4的痛风患者，但身体其他部位(包括双脚、双手、手腕、膝盖、两肩和手肘)的关节也都在痛风的攻击范围之内。痛风发作时关节会发生肿胀和炎症，以至于患者会出现发热和寒战。痛风往往突然发作，疼痛剧烈，如不对它处理，往往会持续3~5日。但它也会频繁复发，甚至持续更长时间。很多患者描述感觉痛如刀绞，且局部伴有受压紧绷的感觉，而另一些患者则感觉关节好像脱臼并被泼到冰水。

虽说痛风会让人痛不欲生，但很少威胁生命。尽管如此，还是需请医生对该病症进行合理诊断和治疗，排除其他引起关节痛的原因并开出有效药方。此外，了解痛风发作入院前的家庭简易处理方法，还可以自己做一些治疗。

(1) 不要给关节施加任何压力。这通常意味着在病症消退前尽量不要使用双脚。对关节施加的任何压力都将会加重病痛，并可能对该部位造成进一步的伤害。

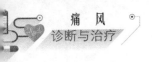
（2）抬高关节。利用重力减缓血液流向疼痛关节的速度，帮助减轻炎症。

（3）固定关节。关节运动量越少，感觉就会越好。就是躺着不动也行，不过可能需要用夹板将受伤的关节夹起来。可以询问医生该怎样做，或者参考急救手册。

（4）服用非处方抗炎药。炎症导致肿胀，并加重疼痛。布洛芳和奈普生等均是非处方（OTC）抗炎镇痛药物，可以用于痛风性关节炎急性的院前处理，但应尽快起专科就诊。

（5）请勿进行冰敷或热敷。与其他类型的疼痛不同，热敷或冰敷疗法对痛风的效果不好。例如，发热垫的温暖可能让人感觉很舒服，但它也会加速血液循环，将更多的白细胞输送到关节处，而这将会加重炎症。另一方面，低温时结晶形成速度会更快，所以也不要用冰敷。另外，临床医生认为正是由于这一原因，痛风才多发生在手脚的关节，因为这些躯体末端的体温是全身最低的，也是血流较慢、易于受压的部位。

（6）穿鞋要舒适。最好选择脚趾活动空间较大的鞋，鞋头窄而尖的鞋会向内挤压大趾，加剧痛风的疼痛。

一切简单治疗措施处理就绪，应尽快去有痛风专科的医院诊治，从而使痛风急性发作得到最快、最好的专业治疗。

## 什么是痛风石

痛风石又称痛风结节，是谷氨酸钠尿酸盐在皮下聚集形成的结晶。这些痛风石可造成痛性的、覆盖皮肤的结节。痛风石除了中枢神经系统以外，几乎体内任何部位都可以出现，在体表最常见的部位就是耳轮，其次才是足部第一跖趾关节、踝部以及关节周围的结缔组织。常见于关节软骨、滑囊、耳轮、腱鞘、关节周围组织、皮下组织和肾脏间质等处，引起相应的症状。痛风到痛风石的时间差异很大，痛风到痛风石一般在 3~40 年，平均时间一般在 10 年左右，也并不是每个痛风患者都会有痛风石情况的出现。但是，一旦见到痛风石即标志患者已经进入慢性痛风性关节炎病程。

痛风石长期沉积在身体各个关节处，引起骨质侵蚀缺损（关节结构改变）及周围组织纤维化，导致关节僵硬畸形和活动障碍。由于痛风石的沉积及刺激作用，使关节结构遭到破坏，并逐渐丧失功能。痛风石数目越多，体积越大，表明高尿酸血症和痛风没有得到很好的控制。同时，一个痛风石就等于一个巨大的尿酸盐仓库，可源源不断地向外周循环释放尿酸盐，使得原本就控制困难的血尿酸"雪上加霜"。痛风石常为黄白色，在形状上可大可小，在数量上可多可少，一般质地较坚硬，表面薄。痛风石为尿酸盐的结晶，其质地坚硬，破溃后可排出白色糊状物，虽经久不愈，但很少继发感染。

## 痛风石疼痛时如何处理

痛风石疼痛时首先要区分无伤口和有伤口两种不同的护理

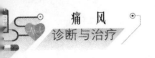
方法。

**1. 无伤口的痛风石关节炎**

(1) 评估痛风石的部位、程度、有无感染。

(2) 痛风石形成处的皮肤,易因衣服摩擦刺激造成发炎,因此需教导病人选择吸汗、柔软的衣物为佳。穿着柔软适当的鞋子,保护患部勿磨破皮而受感染。

(3) 保持皮肤清洁及完整性,避免受伤,应特别注意患处皮肤的护理,维持患部清洁,避免摩擦、损伤,防止溃疡的发生。每天观察患部有无伤口。

(4) 切记勿任意切开痛风石,因其伤口极难愈合,且易受感染(但已确定有感染时除外)。

(5) 耐心服用降尿酸药物,其痛风石仍有机会消失。

(6) 注意平日尿量,监测血中 BUN、Cr 的数值,以助早期发现是否有肾脏方面的并发症。

(7) 对于已受破坏而变形的关节,因会影响活动度,造成日常生活上的不便,除了给予患者心理上的支持之外,也可由复健人员帮忙,利用一些固定物、活动夹板等,让关节有所支撑,以维持其基本活动力。

(8) 痛风石如沉积在腕部,容易造成腕隧道症候群,而使手指麻木,此时需借助外科手术移除痛风石以减轻症状,或局部注射止痛剂来缓解症状。

(9) 注意休息,避免劳累。急性关节炎期,患者常有发热,应绝对卧床休息,抬高患肢,避免受累关节负重。也可在病床上安放之家支托盖被,减少患部受压。待关节痛缓解72小时后,方可恢复活动。

（10）受累关节屈伸不利,肌肤麻木不仁者可采用中药涂药、中药熏洗等。

（11）尽量避免各种诱发因素,如酗酒、创伤、外科手术、受寒、服用某些药物(噻嗪类利尿药、水杨酸类药物以及降尿酸药物使用之初等),避免过度疲劳,精神紧张感染等。

**2. 有伤口的痛风石关节炎**

（1）痛风石破裂所造成的伤口,常合并有细菌感染(最常见为金黄色葡萄球菌),偶会造成坏死性筋膜炎,其严重度不可忽视。一旦有伤口产生,切勿随便敷成药或中药粉。

（2）伤口常有痛风石液体或结晶流出,换药时应尽量消毒干净。伤口换药时确实执行无菌技术。

（3）换药时注意观察伤口有无分泌物或恶臭,随时告知医师。

（4）如伤口合并有感染时,伤口需作细菌培养后,医师常给予抗生素治疗,而治疗期限则因病情而不同。

（5）有时因伤口受感染恶化,需进一步接受清创术,更严重者发生肢体组织坏死,必要时需由骨科医师执行截肢手术,以确保生命。

（6）如伤口恢复情况良好,在医师同意下出院,由家属在家继续为患者换药时,医护人员需仔细且正确教导家属执行无菌换药技术,因伤口需长时间照顾,此时家属应耐心配合,让患者可缩短病程,早日康复。

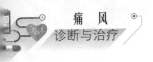

## 痛风石破溃时如何处理

痛风石伤口破溃情况不同,我们所采取的处理方式也有所不同。

1. 轻度创面

轻度破溃:伤口较浅,面积较小,分泌物并无明显异味。

(1) 可用碘附溶液对创面进行冲洗、消毒;后使用过氧化氢清创;再用生理盐水彻底冲洗干净,最后尽可能清除黄色坏死组织和尿酸结石。

(2) 如伤口有残留的痛风结晶体:可用 5% 碳酸氢钠溶液湿敷、浸泡,有助于痛风石的溶解。

(3) 如伤口有轻度的感染:可用 1∶5 000 高锰酸钾液进行局部的浸泡,20～30 分钟每次,每日 2 次,水温大约为 30 ℃,有助于充分清除脓性分泌物。

通常较小的痛风石破溃后,经过以上处理有较大的概率会痊愈。

2. 中度创面

中度破溃:伤口较深,溃疡比较深,常伴发蜂窝组织炎,这部分患者创面伤口深度往往超过 0.5 cm,可见窦道,分泌物量大。但脓肿和无骨组织破坏。

(1) 应特别注意用无菌棉球蘸取适量生理盐水擦洗溃疡创

面,对痂皮以下坏死组织进行清洗。

(2) 必要时配合医生进行修剪清创,适当挤压创面排出窦道中的痛风石及坏死组织,并用生理盐水适当冲洗窦道后填塞引流条、银离子纱条促进分泌物排出。

(3) 对于空腔较大分泌物量多的患者,可使用吸附能力更强的海藻酸钙敷料填塞或覆盖,以防止感染性分泌物向伤口周围健康组织扩散。

(4) 保持敷料的清洁干燥,渗出较多时及时更换。

3. **重度创面**

重度破溃:深度溃疡及脓肿或出现明显骨组织破坏。患者的感染症状明显,伴有大量分泌物且夹杂坏死骨组织,必须加强抗感染和清创治疗。

(1) 在采取中度创面应对措施后,1 周内仍持续恶化情况者,请外科评估手术指征。采取外科手术的方法进行治疗。例如:镜下关节腔灌洗等。

(2) 如果患者痛风石表面伤口面积较大且难以愈合,可在换药后局部喷涂贝复剂(表皮生长因子)促进伤口愈合。注意伤口处避水,日常可以用生理盐水或酒精进行清洗消毒。

# 痛风石患者如何做好情志调护

中医学认为"心动则神摇,心静则神安"说明了情志调护的

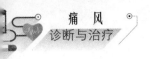
重要性。痛风石患者病情反复发作，不能有效地掌控，往往会对自己的心理造成伤害，如自卑和失望等情感常常伴有，所以，应以乐观的心态配合治疗。要知晓血尿酸如果能长期的达标，痛风结节将会有很大缩小的可能性甚至消退，其中肾功能也会有所恢复。其次，要了解痛风石破溃也是一种较为严重的疾病，当伤口浅、无感染时要消除烦躁和焦躁的情绪，如出现伤口深、感染重，一定要配合医护人员的相关医治。也可采用中医情志调护法如以情易情疗法，将注意力从一个聚点转移到另一个聚点，从而解除患者心理压力的恶性循环，或播放自己喜爱的电视节目，以转移意力。使用音乐疗法，播放柔和或振奋的音乐，有利于感情的释放从而舒缓和调节情绪，提升应对疾病疼痛的心理承受能力和自我调节能力。

## 痛风石患者如何做好日常健康教育

患者及家属学会观察伤口处的肿胀情况和疼痛情况，当分泌物渗出量较多要减少活动量，分泌物渗出量较少时增加活动量，避免患处遭受负重或挤压。愈合后，应注意伤口保护，要做到修剪趾甲，避免甲沟炎形成或伤及足趾甲周痛风结节的皮肤，禁止自行挑破痛风结节，以防感染。当患者伤口逐渐痊愈，可逐步增加活动，如床边轻微屈曲或伸直肢体，避免长时间负重，剧烈运动产生乳酸限制尿酸代谢途径，易使血尿酸波动导致痛风再发，主张伤口痊愈患者循序渐进，逐步加大运动量，若肿痛突发加重、局部皮肤发绀或分泌物增多有异味,应及时就诊。

## 痛风石患者出院后要注意什么

对于痛风急性发作期,应绝对卧床休息,抬高患肢,休息至疼痛缓解72小时后方可开始活动。鼓励患者规律适度的运动、预防痛风发作,可选择羽毛球、散步、骑自行车等有氧运动,运动量一般以运动后少量出汗为宜,运动后出现疼痛并超过1小时,应暂时停止此项运动。注意运动安全,防止关节外伤,尤其要保护好关节结节处,避免痛风结节突出部位皮肤破溃。痛风患者尿酸盐沉积于血液和组织中,主要以关节处为主,在缓解期,选择关节操运动,尽量多作屈指活动,以防关节僵硬而畸形,缓解关节疼痛,有助于促进关节局部血液循环,避免关节局部血尿酸沉积,可预防痛风石再次发作。如出现伤口破溃应及时到医院进行处理。

# 痛风伴随疾病的治疗

## 什么是高血压

中国高血压调查最新数据显示,2012—2015 年我国 18 岁以上成人高血压患病率粗率为 27.9% 其中城市居民高血压患病率为 26.8%,农村为 23.5%。

高血压是指体循环动脉压增高,可使收缩压或舒张压高于正常或两者均高。其本身可引起一系列症状,并降低患者的生活、工作质量,重者甚至可威胁生命。高血压是心脑血管病最主要的危险因素,有脑卒中(中风)、心肌梗死、心力衰竭及慢性肾脏病等主要并发症,不仅致残、致死率高,而且严重消耗医疗和社会资源,给个人和家庭造成沉重负担。我国每年因高血压升高所致的过早死亡人数高达 200 余万,直接医疗费用达 366亿元。

目前我国采用的血压水平分类和定义如下(表 2):

表 2　血压水平分类和定义

| 分　类 | 收缩压(mmHg) | | 舒张压(mmHg) |
|---|---|---|---|
| 正常血压 | 90～120 | 和 | 60～80 |
| 正常高值 | 120～139 | 和 | 80～89 |

| 分　类 | 收缩压(mmHg) | | 舒张压(mmHg) |
|---|---|---|---|
| 高血压： | ≥140 | 和(或) | ≥90 |
| 1级高血压(轻度) | 140～159 | 和(或) | 90～99 |
| 2级高血压(中度) | 160～179 | 和(或) | 100～109 |
| 3级高血压(重度) | ≥180 | 和(或) | ≥110 |
| 单纯收缩期高血压 | ≥140 | 和 | ＜90 |

当收缩压和舒张压分属于不同级别时,以较高的分级为准。

我国高血压患者的发病因素包括高钠、低钾膳食,超重和肥胖,饮酒,精神紧张,缺乏体力活动等。其中高钠、低钾膳食是我国大多数高血压患者发病的最主要危险因素。超重和肥胖将成为我国高血压患病率增长的又一重要危险因素。

# 高血压的药物治疗如何进行

### 1. 降压目标

一般高血压患者,应将血压(收缩压/舒张压)降至 140/90 mmHg 以下;65 岁及以上的老年人的收缩压应控制在 150 mmHg 以下,如能耐受还可进一步降压;伴有慢性肾脏疾病、糖尿病,或病情稳定的冠心病或脑血管病的高血压患者治疗更宜个体化,一般可以将血压降至 130/80 mmHg 以下。大多数高血压患者,应根据病情在数周至数月内(而非数日)将血压逐渐降至目标水平。

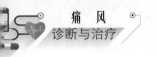
降压治疗药物应用应遵循以下4项原则。①剂量原则：一般人采用常规剂量，老年人以小剂量开始；②优先原则：优先选择长效制剂（从长时疗效和平稳性考虑）和固定方制剂（从依从性考虑）；③联合原则：联合用药（2级高血压或高危人群）；④个体化原则：依据不同并发症和患者对药物不同的耐受性给予个体化用药。

2. **药物种类**

常用降压药物包括钙离子拮抗剂（calcium channel blocker, CCB）、血管紧张素转换酶抑制剂（angiotensin converting enzyme inhibitor, ACEI）、血管紧张素Ⅱ受体拮抗剂（angiotensin receptor antagonist, ARB）、利尿剂、β受体阻滞剂5类，和α受体阻滞剂。

(1) CCB：包括二氢吡啶类钙离子拮抗剂和非二氢吡啶类钙离子拮抗剂。前者如硝苯地平、尼群地平、拉西地平、氨氯地平和非洛地平等。此类药物可与其他四类药联合应用，尤其适用于老年高血压、单纯收缩期高血压、伴稳定性心绞痛、冠状动脉或颈动脉粥样硬化及周围血管病患者。常见不良反应包括反射性交感神经激活导致心跳加快、面部潮红、脚踝部水肿、牙龈增生等。二氢吡啶类CCB没有绝对禁忌证，但心动过速与心力衰竭患者应慎用，如必须使用，则应慎重选择特定制剂，如氨氯地平等分子长效药物。急性冠脉综合征患者一般不推荐使用短效硝苯地平。

临床上常用的非二氢吡啶类钙拮抗剂主要包括维拉帕米和地尔硫䓬两种药物，也可用于降压治疗，常见不良反应包括抑制心脏收缩功能和传导功能,有时也会出现牙龈增生。Ⅱ～Ⅲ度房室传导阻滞、心力衰竭患者禁止使用。

(2) ACEI:常用药包括卡托普利、依那普利、贝那普利、雷米普利、培哚普利等。ACEI单用降压作用明确,对糖脂代谢无不良影响。限盐或加用利尿剂可增加ACEI的降压效应。尤其适用于以下患者:

① 合并左室肥厚和心肌梗死;

② 合并左室功能不全;

③ 合并代谢综合征、糖尿病肾病、慢性肾脏病、蛋白尿或微量蛋白尿;

④ 合并无症状性动脉粥样硬化或周围动脉疾病或冠心病高危者。

最常见不良反应为持续性干咳,多见于用药初期,症状较轻者可坚持服药,不能耐受者可改用ARB。其他不良反应有低血压、皮疹及味觉障碍。长期应用有可能导致血钾升高,应定期监测血钾和血肌酐水平。禁忌证为双侧肾动脉狭窄、血管神经性水肿、高钾血症患者及妊娠妇女。

(3) ARB:常用药包括氯沙坦、缬沙坦、厄贝沙坦、替米沙坦、奥美沙坦、坎他沙坦等。尤其适用于伴左室肥厚、心力衰竭、心房颤动、糖尿病肾病、代谢综合征、微量白蛋白尿或蛋白尿的患者,以及不能耐受ACEI的患者。不良反应少见,偶有腹泻,长期应用可升高血钾,应注意监测血钾及肌酐水平变化。双侧肾动脉狭窄、妊娠妇女、高钾血症者禁用。

(4) 利尿剂:主要包括噻嗪类利尿剂、袢利尿剂、保钾利尿

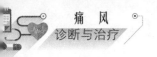

剂与醛固酮受体拮抗剂等几类。用于控制血压的利尿剂主要是噻嗪类利尿剂。在我国,常用的噻嗪类利尿剂主要是氢氯噻嗪和吲达帕胺。此类药物尤其适用于老年和高龄老年高血压、单独收缩期高血压或伴心力衰竭患者,也是难治性高血压的基础药物之一。其不良反应与剂量密切相关,故通常应采用小剂量。噻嗪类利尿剂可引起低血钾,长期应用者应定期监测血钾,并适量补钾。痛风者禁用;对高尿酸血症以及明显肾功能不全者慎用,后者如需使用利尿剂,应使用袢利尿剂如呋塞米等。

(5) β受体阻滞剂:常用药物包括美托洛尔、比索洛尔、卡维地洛和阿替洛尔等。β受体阻滞剂尤其适用于伴快速性心律失常、冠心病、慢性心力衰竭、主动脉夹层、交感神经活性增高以及高动力状态的高血压患者。常见的不良反应有疲乏、肢体冷感、激动不安、胃肠不适等,还可能影响糖、脂代谢。心脏二度及以上房室传导阻滞、哮喘为禁忌证。慢性阻塞性肺疾病、运动员、周围血管病或糖耐量异常者慎用;必要时也可慎重选用高选择性β受体阻滞剂。

(6) α受体阻滞剂:不作为一般高血压治疗的一线药,适用于高血压伴前列腺增生患者,也用于难治性高血压患者的治疗,开始用药应在入睡前,以防体位性低血压发生,使用中注意测量坐立位血压,最好使用控释制剂。体位性低血压者禁用,冠心病、胃炎溃疡病、肾功能不全及心力衰竭患者慎用。

我国临床主要推荐应用的优化联合治疗方案:CCB 加 ARB, CCB 加 ACEI, ARB 加噻嗪类利尿剂, ACEI 加噻嗪类利尿剂,CCB 加噻嗪类利尿剂,CCB 加 β 受体阻滞剂。

# 高血压的饮食治疗如何进行

### 1. 减少钠盐摄入

钠盐可显著升高血压以及增加高血压的发病风险,而钾盐则可对抗钠盐升高血压的作用。我国各地居民的钠盐摄入量均显著高于目前世界卫生组织每日应少于 6 g 的推荐摄入量,而钾盐摄入则严重不足。因此,所有高血压患者均应采取各种措施,尽可能减少钠盐的摄入量,并增加食物中钾盐的摄入量。主要措施包括:①尽可能减少烹调用盐,建议使用可定量的盐勺;②减少味精、酱油等含钠盐的调味品用量;③少食或不食含钠盐量较高的各类加工食品,如咸菜、火腿、香肠以及各类炒货;④增加新鲜蔬菜和水果的摄入量;⑤肾功能良好者,使用含钾的烹调用盐。

### 2. 合理膳食

建议高血压患者和有进展为高血压风险的正常血压者,饮食以水果、蔬菜、低脂奶制品、富含食用纤维的全谷物、植物来源的蛋白质为主。建议每日摄入胆固醇少于 300 mg,如已合并动脉粥样硬化性疾病,建议摄入脂肪不应超过总能量的 20%～30%。脂肪摄入应优先选择富含 n-3 多不饱和脂肪酸的食物(如深海鱼、鱼油、植物油)。每天不饱和脂肪酸摄入量不超过 2g。

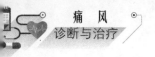
### 3. 控制体重

推荐将体重维持在健康范围(BMI＝18.5～23.9 kg/m²，男性腰围＜90 cm，女性＜85 cm)。控制体重的方法包括控制能量摄入、增加体力活动和行为干预。提倡规律的中等强度有氧运动，减少久坐时间，一年内体重减少应达初始体重的5％～10％。

### 4. 限制饮酒

长期大量饮酒可导致血压升高，限制饮酒量则可显著降低高血压的发病风险。每天乙醇(酒精)摄入量男性不应超过25 g；女性不应超过15 g。不提倡高血压患者饮酒，如饮酒，则应少量：白酒、葡萄酒(或米酒)与啤酒的量分别少于50 ml、100 ml、300 ml。如合并高尿酸血症或痛风，则应避免饮酒，尤其避免饮用啤酒。

## 高血压的运动治疗如何进行

体育运动对增强心血管系统的输氧能力、代谢产物的清除、调节做功肌肉的摄氧能力、组织利用氧的能力等有明显的作用。长期坚持运动锻炼可使心率减慢、血压平稳、心输出量增加、心血管系统的代偿能力增强等。高血压患者在不合并严重心血管并发症的情况下，可进行每日运动治疗。

常见体力活动的能量消耗和心率变化如下(表3)。

表3　参加体力活动30分钟热量消耗和心率变化

| 运　动　项　目 | 活动30分钟的热量消耗（kcal） | 不同运动热量消耗时的心率（次/分） |
|---|---|---|
| 轻家务活动:编织、缝纫、清洗餐桌、清理房间等 | 40～70 | 80～100 |
| 散步(速度30 m/min)、跳舞(慢速)、体操、骑车(速度140 m/min)、跟孩子玩(站立位) | 100 | 80～100 |
| 步行上学或上班、打乒乓球、游泳(速度20 m/min)、骑车(速度170 m/min) | 120 | 80～100 |
| 打羽毛球、排球(中等强度)、太极拳、跟孩子玩(走、跑) | 150 | 80～100 |
| 快步走(速度100～120 m/min) | 175 | 80～100 |
| 擦地板、快速跳舞、打网球(中等强度)、骑车(速度250 m/min) | 180 | 80～120 |
| 打网球、爬山(5°坡度)、慢跑、羽毛球比赛、滑冰(中等强度) | 200 | 100～120 |
| 一般跑步、跳绳(中速)、仰卧起坐、游泳、骑车(速度350 m/min)、山地骑车 | 200～250 | 100～120 |
| 上楼、游泳(速度50 m/min)、骑车(速度400 m/min)、跑步(速度160 m/min) | 300 | 120～140 |

(1) 有氧运动。耐力性(有氧)运动是保持全面身心健康、保持理想体重的有效运动方式。有氧运动的项目有步行、慢跑、走跑交替、上下楼梯、游泳、自行车、功率自行车、步行车、跑台、跳绳、划船、滑水、滑雪、球类运动等。研究证明,低至中等量的运动保护心血管的作用最强。过强的运动对心血管无保护作用,甚至有害。常用的运动强度有两种:①低运动量,每周4～5次,每次耐力训练持续20～30分钟;②中等运动量,每周3次以上,每次耐力训练可持续40～60分钟。

高血压患者宜采用中等运动强度,可通过心率来调控,即运动时上限心率=170一年龄。也可通过对自我呼吸、心率的监测

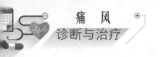

了解,在锻炼时轻微的呼吸急促应在休息后约 4 分钟内明显减轻,心率恢复(减慢)到或接近正常,否则应考虑运动量过大。心血管病患者或高危者目标脉率应适当降低。运动时间一般须持续 20～40 分钟,其中达到适宜心率的时间须在 15 分钟以上,具体包括 3 个阶段:①5～10 分钟的轻度热身活动;②20～30 分钟的耐力活动或有氧运动;③放松阶段,约 5 分钟,逐渐减少用力,使心脑血管系统的反应和身体产热功能逐渐稳定下来。运动频率为每周 1～2 次。在有条件的情况下,可监测运动前后的血压情况。同时,高血压患者的运动治疗应注意量力而行,循序渐进。

(2) 伸展运动和健身操。伸展运动及健身操的主要作用有放松精神、消除疲劳、改善体型,从而降低血压。主要项目:太极拳、保健气功、五禽戏、广播体操、医疗体操、矫正体操等。对于有固定套路的如太极拳、广播操等,其运动量小,可多次重复套路。健身操一般采用中等运动量以下种类,如数个关节或肢体的联合动作,小于 20 节;频率可每日 1 次或 2 次。高血压患者应不做或少做过分用力的动作及幅度较大的弯腰、低头等动作。运动中注意正确的呼吸方式和节奏。

(3) 注意运动时出现的不良反应。对于一些心血管病高危者,年龄大于 40 岁且很少活动的人,应在参加较大运动量锻炼之前做心电图运动试验,以防出现意外。若活动时出现以下症状,应立即停止运动,必要时及时就医:①心跳比平日运动时明显加快,有心律不齐、心悸、心慌、心率先快而后突然变慢;②运动中或运动后即刻出现胸痛、咽喉部疼痛或沉重感和其他疑似心绞痛的症状；③眩晕或头痛、意识混乱、出冷汗或晕厥；④严重气短、一过性失明或失语；⑤任一肢体突然明显无力、身体的某一部位突然疼痛或麻木等。

## 血压高又痛风者如何选药

高血压合并痛风患者在选用各类降压药时需注意以下几点。

（1）钙离子拮抗剂（CCB）：二氢吡啶类钙拮抗剂，主要包括硝苯地平、尼群地平、拉西地平、氨氯地平和非洛地平等。此类药物没有绝对禁忌证，但对血尿酸的影响存在一定差异。其中硝苯地平、尼卡地平等长期服用可使血尿酸升高明显；尼群地平等对血尿酸影响稍小；苯磺酸氨氯地平有促进尿酸排泄的作用。在这类药中，高血压伴有痛风者可优先选用苯磺酸氨氯地平片。

（2）血管紧张素转换酶抑制剂（ACEI）：常用药包括依那普利、贝那普利、雷米普利、培哚普利等。目前大多认为 ACEI 有扩张外周和内脏血管、降低外周及内脏血管阻力的作用，有明显的增加肾脏血流量、促进尿酸排泄的作用，适用于治疗高血压伴高尿酸血症者。

（3）血管紧张素Ⅱ受体拮抗剂（ARB）：常用药包括氯沙坦、缬沙坦、厄贝沙坦、替米沙坦等。这类药物有良好的降压、防治心肌增厚、改善心力衰竭的作用，还可增加肾脏血流量，加速尿液、尿酸和尿钠的排出量。其中氯沙坦为目前唯一证实具有不依赖其拮抗血管紧张素Ⅱ受体作用的促尿酸排泄的 ARB，可优

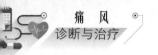

先考虑选择。

(4) 利尿剂：主要包括噻嗪类利尿剂、袢利尿剂、保钾利尿剂与醛固酮受体拮抗剂等几类。其中噻嗪类利尿剂、袢利尿剂为排钾利尿剂，此类药物能抑制尿酸排泄、升高血尿酸水平，降压效果好，为临床主要使用的降压药。但噻嗪类利尿剂有显著升高尿酸、诱发痛风的不良反应，故痛风者禁用，高尿酸血症、明显肾功能不全者慎用。在我国，常用的噻嗪类利尿剂主要是氢氯噻嗪。由于噻嗪类利尿剂有良好的降压作用，不少复方降压药中都含噻嗪类利尿剂，除复方降压片、降压 0 号、吲达帕胺(寿比山)在内的"老药"外，近年与 ACEI、ARB 组成复方成分的降压药物也较多，如海捷亚(氯沙坦＋氢氯噻嗪)、安博诺(厄贝沙坦＋氢氯噻嗪)、复傲坦(奥美沙坦酯＋氢氯噻嗪)、百普乐(培哚普利＋吲达帕胺)，在选用时需注意药物成分。保钾利尿剂和醛固酮受体拮抗剂虽可轻度降低尿酸，但因易引起高钾血症，且降压作用弱，除原发性醛固酮增多症外，临床需与排钾利尿剂合用。

(5) β受体阻滞剂：常用药物包括普萘洛尔、美托洛尔、比索洛尔、卡维地洛和阿替洛尔等。其中普萘洛尔阻碍尿酸排泄，长期使用会升高血尿酸；其他则如美托洛尔等，对尿酸影响作用小，一般不会使血尿酸升高，可酌情选用。

## 痛风合并心功能不全者如何用药

临床上痛风患者由于长期存在高尿酸血症，易引起心血管事件,继发心脏功能衰竭;而心力衰竭(心衰)患者也可因为心衰时黄嘌呤氧化酶生成增加,心肌细胞产生的尿酸增多或者肾灌注减少、肾功能损伤、尿酸排泄减少,而引起高尿酸血症,并发痛风。同时,前瞻性研究显示高尿酸血症可作为急慢性心力衰竭死亡的独立预测指标。日本心力衰竭注册研究,随访 2.1 年,结果显示心力衰竭患者伴有高尿酸血症的患病率为 56%,高尿酸是全因死亡和心源性死亡的独立预测因子。在治疗时需注意以下方面。

(1) 积极治疗痛风和高尿酸血症。一般治疗见痛风的西医治疗章节。需注意以下三点:①别嘌醇避免与噻嗪类利尿剂联用,以免增加不良反应;②2017 年美国 FDA 警示,非布司他可能增加心脏相关性死亡的风险;③COX2 抑制剂如塞来昔布等,可能增加心血管事件的危险性,合并心肌梗死的心功能不全患者避免使用。

(2) 抗心衰药物选择。ACEI 及 ARB 在慢性心衰指南中已奠定了治疗基石的地位,如心衰患者合并痛风,可选用氯沙坦。该药为临床常用 6 类高血压治疗药物中,目前唯一证实具有不依赖其拮抗血管紧张素 Ⅱ 受体作用的促尿酸排泄的 ARB。如需使用 β 受体阻滞剂或 CCB,可参见前文。

(3) 利尿剂的选择。利尿剂作为心衰的基础用药,是不可替代的治疗方案。排钾利尿剂都有抑制尿酸排泄、升高尿酸的不良反应,如遇痛风合并心衰患者,临床医生需权衡患者当时情况,抓住主要矛盾,如必须使用利尿剂,应避免应用噻嗪类利尿剂,可选择袢利尿剂如呋塞米、托拉塞米等。

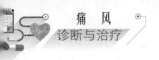

## 1 型糖尿病如何治疗

1 型糖尿病过去被称为胰岛素依赖性糖尿病,属于自体免疫性疾病,可能是由于自体免疫系统破坏产生胰岛素的胰腺胰岛 β 细胞引起的,因此胰岛素的绝对缺乏是 1 型糖尿病的主要病理基础。

1 型糖尿病的治疗原则是使患者达到最佳的"健康"状态,包括:①消除多食、多饮、多尿、消瘦的临床症状;②避免再次发生糖尿病酮症酸中毒;③保证患者有良好的生活质量,尽可能避免严重的低血糖事件;④防止肥胖发生;⑤满意控制代谢水平,积极预防糖尿病慢性并发症。

研究表明,对于 1 型糖尿病患者,严格控制血糖可以有效降低微血管病变包括糖尿病肾病、视网膜病变和神经病变的发生率。那么 1 型糖尿病的患者怎样才算控制良好呢? 1 型糖尿病的治疗目标如下。①糖化血红蛋白:患者应每 3～4 个月监测 1 次糖化血红蛋白,要求成人≤7%,青少年≤8%,婴幼儿控制在 9%～9.5%。②血糖:成人的空腹血糖应在 4.4～6.7 mmol/L,餐后其他时间血糖应在 4.4～7.8 mmol/L。由于 1 型糖尿病多见于婴幼儿和青少年,而这一人群存在着生长发育的需求,因此和成人的控制目标略有区别,青春期和学龄前儿童的血糖控制目标需要相应放宽。③尿酮阴性。④尿微量白蛋白阴性。⑤血脂:包括甘油三酯、胆固醇、高密度脂蛋白、低密度脂蛋白,均应在正常范围内。⑥病程5年以上及所有青春期患者均应检查眼底，每年随访1次。⑦监测血压和体重。

由于1型糖尿病患者的胰岛细胞被大量破坏、胰岛功能衰竭、胰岛素绝对缺乏，因此胰岛素是治疗本病的主要手段，另外还需配合基础治疗，即饮食控制和运动。饮食控制的原则和方法后面有章节详细叙述，而运动治疗方面，由于1型糖尿病患者胰岛功能较差，血糖波动性明显，需特别注意避免发生低血糖。一般需要每日定时定量进行运动，并推荐在运动前后检测血糖，运动前可减少胰岛素用量或加餐以避免低血糖的发生。

1型糖尿病的胰岛素治疗方案一般有以下几种：①一般来说，1型糖尿病患者大多需要采用一日多次胰岛素注射的治疗方法。较常用的胰岛素治疗方案是三餐前注射短效胰岛素以控制餐后高血糖，注射1次（有时需要2次）中/长效胰岛素以维持餐间及夜间的血糖水平。②近年来关于胰岛素类似物的研究日益增多，胰岛素类似物与传统的胰岛素相比具有药代动力学上的优势，如lispro或aspart胰岛素具有超短效的活性，glargine或detemir胰岛素能模拟基础胰岛素特性，对于控制血糖有着较好的疗效。③胰岛素泵：胰岛素泵通过一条与人体相连的软管向体内持续输注胰岛素的装置。它模拟人体健康胰腺分泌胰岛素的生理模式，能有效控制血糖，注射用的药物可以采用短效或超短效胰岛素。④部分患者因存在胰岛素抵抗，需要合并使用口服药物，主要为双胍类药物和α-糖苷酶抑制剂。

干细胞移植是近年来开始研究的治疗手段。1型糖尿病的发生与自身免疫有关，患者会产生攻击自身胰岛细胞的抗体，使

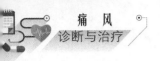
身体无法生产用来降低血糖的胰岛素,结果造成血糖升高。目前的治疗方法只有终身补充外源性胰岛素,而通过干细胞移植,不仅可以除去体内的自身抗体,重建机体免疫力,还可以再造受损的细胞。在美国一项名为 Edmonton 的项目中,迄今已有 15 例严重 1 型糖尿病患者接受了实验性细胞移植和不良反应较小的抗排斥反应药物治疗,以重新形成能够合成胰岛素的胰岛细胞。治疗后有 2/3 的患者不再需要注射胰岛素。但适宜这种治疗的患者人群是比较限定的,通常是年龄为 14～30 岁,发病时间应在 6 个月之内。目前这一疗法仍存在一定问题,一是对这类细胞移植治疗中所使用的免疫抑制剂可能会使某些久病的患者产生肾脏疾病;二是供体细胞的来源不足。未来干细胞移植法可能成为 1 型糖尿病甚至是 2 型糖尿病的常规治疗手段之一。

## 2 型糖尿病如何治疗

2 型糖尿病病程较长,其病理基础为同时存在胰岛素抵抗和胰岛素相对分泌不足。在 2 型糖尿病发病之前,有很长一段时间患者是处于糖尿病危险增高阶段,这一阶段包括空腹血糖异常和糖耐量异常,而这一阶段疾病处于可逆转状态,因此早期筛查和早期生活方式的干预是这一阶段的主要治疗方法。

糖尿病治疗的近期目标是控制糖尿病,防止出现急性代谢性并发症;远期目标是通过良好的代谢控制达到预防慢性并发症的目的,提高糖尿病患者的生活质量,为患者提供生活方式干预和药物治疗的个体化指导。

目前认为糖尿病的管理包括四方面内容，即饮食控制、运动、血糖自我监测（包括糖化血红蛋白和血糖）以及药物治疗。

一旦血糖达到糖尿病诊断标准，患者的胰岛功能就已开始衰竭，大多数患者需要药物进行干预。著名的英国糖尿病前瞻性研究(U.K. Prospective diabetes study, UKPDS)和美国糖尿病控制与并发症(diabetes controland complications trial, DCCT)研究均表明，严格的血糖控制，尤其是发病初期的血糖控制，可以有效降低糖尿病微血管并发症。但由于2型糖尿病常见于老年患者，同时可能合并高血压及多种心血管疾病的慢性基础疾病。近年多个临床研究也表明，控制血糖可能有助于减少心血管疾病(cardiovascular disease, CVD)的发生，但减少病死率的作用并不显著，过快、过严地控制血糖甚至可能增加某些急性心脑血管并发症患者的病死率，因此更强调治疗方案的合理化和个体化。

2型糖尿病的具体治疗目标包括：①糖化血红蛋白<7.0%；②血糖，成人的空腹血糖应在4.4～6.1 mmol/L，其他时间血糖应在4.4～8.0 mmol/L；③血脂，包括甘油三酯<1.5 mmol/L、胆固醇<4.5 mmol/L、高密度脂蛋白>1.0 mmol/L、低密度脂蛋白<2.5 mmol/L；④血压<130/80 mmHg；⑤尿微量白蛋白阴性。

2型糖尿病的治疗原则主要包括基础治疗和药物治疗。

（1）基础治疗。主要是指生活方式干预。所有患者都需要改变静态的生活方式，采用动静结合的生活方式，控制饮食，加

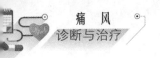

强运动,忌烟忌酒。所谓"管住嘴,迈开腿",就是控制糖尿病的最简单的生活方式干预。

(2)口服药物治疗。过去认为只有在基础治疗控制血糖失败后才需要采用药物治疗,但新的国际糖尿病治疗指南推荐肥胖的患者在起始阶段就开始采用二甲双胍进行治疗,以达到控制体重和血糖的目的。新的指南要求患者尽快使血糖控制达标,使用单药的患者如3个月内血糖不达标,可以联合采用小剂量多种口服降糖药。

(3)胰岛素治疗。《2007年中国2型糖尿病防治指南》指出下述情况下应启用胰岛素治疗:患者改变生活方式和使用口服降糖药后,血糖控制仍然不达标者(即糖化血红蛋白>7%),应启用胰岛素控制血糖,可以联合或不联合口服降糖药物;新诊断的并与1型糖尿病鉴别诊断困难的消瘦的糖尿病患者,胰岛素应作为一线治疗药物;在糖尿病病程中(包括新诊断的2型糖尿病患者),出现无明显诱因的体重下降时,应尽早使用胰岛素治疗。

胰岛素的治疗包括胰岛素强化治疗、胰岛素补充治疗和胰岛素替代治疗。胰岛素的强化治疗指每日注射胰岛素3次以上或使用胰岛素泵进行强化治疗,适用于进餐时间灵活或使用基础胰岛素联合口服药物后餐后血糖控制欠佳,以及使用预混胰岛素后血糖不达标或反复出现低血糖的患者。另外近年来一部分临床研究表明,对于年龄较轻、超重或肥胖、初发或病程短于3年的2型糖尿病患者,胰岛素强化治疗有助于胰岛功能的恢复,早期严格控制血糖可以使休眠的胰岛细胞复苏,部分患者甚至可以达到临床治愈的目标,仅依靠生活方式的基础治疗即可控制血糖。

胰岛素补充治疗是在患者胰岛细胞仍有一定功能存在的状态下,补充外源性胰岛素的治疗手段。其方案包括口服药联合基础胰岛素和口服药联合预混胰岛素。胰岛素替代治疗是指停用口服药,改用外源性胰岛素治疗,一般适用于胰岛功能较差的患者。这类患者如使用剂量超过 40 单位,提示患者可能存在胰岛素抵抗,可以联合口服药改善胰岛素敏感性。

(4) 胰高血糖素样肽 1(glucagon-like peptide-1, GLP-1)类似物治疗。这是一类新的糖尿病治疗药物。胰高血糖素样肽 1 是由人胰高血糖素基因编码,并由肠道 L 细胞分泌的一种肽类激素,具有以下生理作用:以葡萄糖依赖方式作用于胰岛 β 细胞,促进胰岛素基因的转录,增加胰岛素的生物合成和分泌;刺激 β 细胞的增殖和分化,抑制 β 细胞凋亡,从而增加胰岛 β 细胞数量,抑制胰高血糖素的分泌、抑制食欲及摄食、延缓胃内容物排空等。这些功能都有利于降低餐后血糖并使血糖维持在恒定水平。人胰高血糖素样肽 1(GLP-1)类似物,又称肠促胰高血糖素样肽 1 类似物,与天然 GLP-1 分子结构相比有 1 个氨基酸差异,并增加了 1 个 16 碳棕榈酰脂肪酸侧链,与天然人 GLP-1 有 95% 同源性。同时由于脂肪酸侧链的存在,其分子不易被酶降解,并能与白蛋白结合因而有较高的代谢稳定性,半衰期长达 12～14 小时。本药物为注射剂,可以很好地降低餐后血糖、控制食欲,并能与多种口服降糖药联用。

大多数 2 型糖尿病患者合并代谢综合征的其他表现如高血压、高血脂、肥胖等,这些同时也是增加 2 型糖尿病慢性并发症的危险因素。因此为了有效预防这些慢性并发症,对于 2 型糖尿病

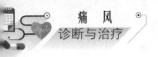

的控制目标必须是综合性的,需要同时控制血压、血脂、体重等危险因素。

## 2 型糖尿病患者的治疗方案如何

2 型糖尿病患者的治疗方案根据是否存在超重或肥胖分为两种。下面我们用程序图来表示。

(1) 肥胖患者[体重指数(BMI)≥24 kg/m²]

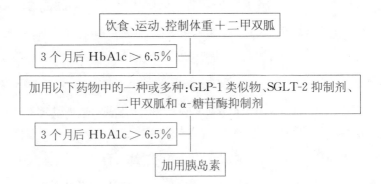

饮食、运动、控制体重＋二甲双胍

3 个月后 HbA1c＞6.5%

加用以下药物中的一种或多种:GLP-1 类似物、SGLT-2 抑制剂、二甲双胍和 α-糖苷酶抑制剂

3 个月后 HbA1c＞6.5%

加用胰岛素

(2) 非超重/肥胖患者[体重指数(BMI)＜24 kg/m²]

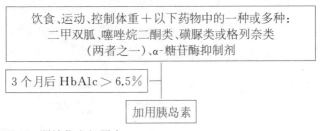

饮食、运动、控制体重＋以下药物中的一种或多种:二甲双胍、噻唑烷二酮类、磺脲类或格列奈类(两者之一)、α-糖苷酶抑制剂

3 个月后 HbA1c＞6.5%

加用胰岛素

注:HbA1c 即糖化血红蛋白。

# 口服降糖药有哪几类

降糖药是治疗糖尿病的重要手段,由于每个糖尿病患者的病情及身体情况不同,治疗的药物也有所不同。

**1. 胰岛素促泌剂——磺脲类药物和餐时血糖调节剂**

(1) 磺脲类药物。磺脲类药物与胰岛 β 细胞膜上的药物受体结合后,使 β 细胞内钙质浓度增加,促进胰岛素的释放。其降糖速度快,为非肥胖 2 型糖尿病患者的一线用药。使用时药物剂量过大、饮食不配合、使用强力长效剂容易导致低血糖反应。有下列情形之一者不宜服用:酮症酸中毒或高渗昏迷;严重感染、高热、外科手术、妊娠、分娩;各种严重心、肾、肝、脑部等慢性并发症;黄疸、造血系统受抑制、白细胞缺乏症及对磺脲类药物过敏或有毒性反应;已出现严重的糖尿病性视网膜病变、神经病变及肾脏病变等。

磺脲类药物的代表药物有以下几种。①格列本脲:该药降糖作用强大而持久,作用时间可达 24 小时,为长效降糖药。由于可引起致命的低血糖反应,老年糖尿病患者和肝肾功能不全者慎用。②格列吡嗪:效果稳定,持续时间 6～10 小时,为短效降糖药。长期服用无蓄积作用,引起低血糖的机会较少。有一定的降血脂和预防动脉硬化的作用。适用于老年糖尿病患者、中度糖尿病患者和餐后血糖居高不下者。③格列齐特:作用持续时间 10～20 小时,为中效降糖药,低血糖等不良反应相对较少。

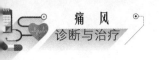

④格列喹酮:吸收迅速,作用时间短,长期使用一般不会产生低血糖反应。本品能改善胰岛功能,提高细胞对葡萄糖刺激的敏感性,增加胰岛素受体的敏感性,抑制肝糖原产生。95%经胆汁从肠道排出,很少经过肾脏,故尤其适用于老年糖尿病患者或伴有肾功能不全患者服用。⑤格列苯脲:是一种长效的磺脲类降糖药,每日口服1次,疗效好,安全。由于该药与受体的作用时间短,使胰岛素分泌时间缩短,因此具有较强的节省胰岛素作用,在一定程度上可克服胰岛细胞的继发性衰竭。

(2) 餐时血糖调节剂(苯甲酸衍生物)。近年来开发的非磺脲类胰岛素促泌剂,具有"按需分泌"的特点,只有在血糖升高时才有胰岛素促泌作用。另外还有"快进快出"的特点,即起效快、作用消失快,避免对胰岛 β 细胞不必要的刺激。可有效控制餐后血糖,不良反应少而轻。

代表药物有瑞格列奈和那格列奈。

**2. 胰岛素增敏剂——双胍类和噻唑烷二酮类药物**

(1) 双胍类药物。此类药主要作用是减轻胰岛素抵抗,提高肝脏、肌肉、脂肪等身体组织对胰岛素的利用,减少消化道对食物的吸收,不刺激胰岛素分泌。不良反应为胃肠道反应,食欲下降、恶心、呕吐、腹泻等。有下列情形之一者不宜服用:中、重度2型糖尿病必须用胰岛素治疗;酮症酸中毒、高渗昏迷、重度感染、高热、创伤、手术、妊娠、分娩、慢性营养不良、消瘦、心力衰竭及其他缺氧疾病等;严重心、肾、肝、眼并发症及周围动脉闭塞伴有坏疽;乳酸性酸中毒史、年龄超过65岁、严重高血压、明显的视网膜病变。

双胍类药物代表药物如下。①苯乙双胍：不良反应较大。主要是增加糖的无氧酵解，使乳酸生成增加，降低肝脏和肌肉细胞对乳酸的吸收，易发生严重的乳酸性酸中毒，临床上已基本淘汰。②二甲双胍：已被证实是一种既能改善血糖控制，又能够改善2型糖尿病大血管病变（如冠心病、脑卒中）的抗糖尿病药物。特别适用于饮食控制不严、体形肥胖的2型糖尿病患者。

（2）噻唑烷二酮类药物。此类药能增强骨骼肌、脂肪组织对葡萄糖的摄取并降低它们对胰岛素的抵抗，降低肝糖原的分解，改善胰岛素的分泌反应，减轻胰岛素抵抗，显著改善胰岛β细胞功能，实现血糖的长期控制，以此减低糖尿病并发症发生的危险。噻唑烷二酮类药物的起效时间较其他降糖药慢，并非短期内就能达到最理想的疗效，一般需要数周以至数月才能达到最大作用效果。主要不良反应为水肿和体重增加。在使用噻唑烷二酮类药物之前应检查肝功能并在使用过程中注意监测肝功能。有活动性肝病或氨基转移酶增高超过正常上限2.5倍的患者禁用。另外本类药物对于心脏的风险尚无定论，但是美国心脏病学会（American College of Cardiology，ACC）和美国心脏协会（American Heart Association，AHA）联合建议医生在应用这些药物时应进行密切监测。

代表药物为吡格列酮。

### 3. α-糖苷酶抑制剂

此类药可逆性竞争抑制小肠黏膜刷状缘的α-糖苷酶，抑制淀粉、蔗糖、麦芽糖的分解，使葡萄糖的吸收减慢，餐后血糖曲线

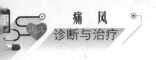

较为平稳,从而降低餐后高血糖。但本药不抑制蛋白质和脂肪的吸收,不会造成营养物质的吸收障碍。主要不良反应是服药后小肠内未被分解的糖类被大肠内的细菌分解,形成屁多、粪多,但半个月后这些不良反应可消失。

代表药物有阿卡波糖和伏格列波糖。

4. 二肽基肽酶-4(dipeptidyl peptidase-4,DPP-4)抑制剂

DPP4 是一种体内的酶,它的主要作用是分解体内的蛋白质,其中一种就是前文提到的胰高糖素样肽,目前导致 DPP4 失活从而不分解 GLP1 的 DPP4 抑制剂已经成为治疗糖尿病的主攻方向之一。大量循证医学依据表明该药物能有效降糖,不增加体重,无明显低血糖风险,不增加心血管事件风险,目前已成为国内外糖尿病治疗指南推荐的一线药物之一。

代表药物为西格列汀、维格列汀、沙格列汀、利格列汀和阿格列汀。

5. 钠-葡萄糖协同转运蛋白 2 抑制剂

这是一种新型的降糖药,主要机制是通过抑制表达于肾脏的钠-葡萄糖协同转运蛋白 2,减少肾脏的葡萄糖重吸收,增加尿液中葡萄糖的排泄,从而降低血浆葡萄糖浓度。临床试验证明该药物除改善糖代谢意外,还能降低心血管事件发生的风险,尤其是心衰发生的风险,并对肾脏功能有一定改善作用,可以减少蛋白尿,改善肾小球滤过率。目前也是国内外糖尿病治疗指南推荐的一线降糖药物。

代表药物为达格列净、恩格列净、卡格列净。

# 如何选用口服降糖药

（1）根据新的国际糖尿病防治指南，目前二甲双胍-DPP4抑制剂、SGL-2抑制剂是2型糖尿病患者，尤其是超重或是肥胖患者首选的口服药-DPP4抑制剂、SGL-2抑制剂。二甲双胍能有效改善患者的胰岛素抵抗，减轻患者体重，并改善患者的血脂代谢。最新的临床研究还表明二甲双胍能降低糖尿病患者罹患癌症的概率。

另外，GLP-1类似物虽然属于针剂，但因其良好的降糖、减重、改善心血管事件风险的效果，以及极低的低血糖风险，目前也属于国内外糖尿病治疗指南推荐的一线药物，且其口服制剂目前也正在进行临床实验中，即将问世。

（2）磺脲类降糖药是目前临床上常用的口服降糖药，这类药物起效快，降糖效果可靠，是治疗2型糖尿病的常用药物。但应注意这类药物会使体重增加，肥胖的患者可能需要联用双胍类药物。另外老年人因为感觉不太灵敏，服用长效的磺脲类药物可能出现不易感知的夜间低血糖，因此需要注意经常监测血糖。

（3）空腹血糖高的患者可能存在明显的黎明现象。"黎明现象"是指糖尿病患者在夜间血糖控制尚可而且平稳，即无低血糖的情况下，于黎明时分（清晨3～9时）因各种激素间不平衡分泌所引起的一种清晨高血糖状态。清晨高血糖是糖尿病血糖控制不良的主要表现，控制空腹血糖是控制糖尿病的关键所在。二

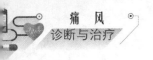

甲双胍能有效抑制肝糖原输出,改善"黎明现象"引起的空腹高血糖。磺脲类药物可以持续促进胰岛细胞分泌胰岛素,因此也有一定改善空腹高血糖的作用。当口服药不能有效控制空腹血糖时,联用中效胰岛素或是长效的胰岛素类似物是比较好的方案。

(4) 餐后血糖高的患者可以选用餐时血糖调节剂(格列奈类)或是用 DPP-4 抑制剂、α-糖苷酶抑制剂。前者有"快进快出"的作用特点,可以有效抑制餐后高血糖,减少低血糖反应;后者对于以碳水化合物为主食的亚洲人群特别适合,有着"削峰填谷"的作用,改善血糖波动的幅度。但是这两种药物的作用较弱,单独用药比较适合轻度血糖升高的患者,血糖如果过高,则必须联用其他口服降糖药或是胰岛素。近年来开始使用的 DPP-4 抑制剂是一种新型的控制空腹血糖和餐后血糖的口服药。二肽基肽酶-4(dipeptidyl peptidase-4, DPP-4)抑制剂,通过选择性抑制 DPP-4,可以升高内源性胰高血糖素样肽 1(glucagonlike peptide1,GLP-1)和葡萄糖依赖性促胰岛素释放多肽(glucose-dependent insulinotropic peptide, GIP)水平,从而调节血糖。进餐后 GLP-1 在肠道即时分泌,进而刺激胰腺产生葡萄糖依赖性胰岛素分泌,同时抑制胰高血糖素分泌,延迟胃排空。在生理状态下,DPP-4 可快速降解 GLP-1 和 GIP,使其失去活性,而服用 DPP-4 抑制剂可以使内源性 GLP-1 水平升高 3～4 倍,有效降低糖化血红蛋白(HbA1c)和餐后血糖,且不影响体重,没有明显的低血糖风险。另外,SGLT-2 对餐后血糖也有良好的控制效果。餐时血糖调节剂(格列奈类)有"快进快出"的作用特点,可以有效抑制餐血高血糖,减少低血糖反应。以上药物可联用,但促泌剂与 DPP-4 的联用需谨慎,以免出现低血糖风险的升高,对胰岛功能不佳的患者则仍然建议进行胰岛素替代治疗,并酌情联用以上药物。

(5)血糖波动明显的患者可以通过动态血糖监测及自我监测血糖发现。由于血糖波动可以导致机体氧化应激和内质网应激,激发糖尿病慢性并发症的启动机制,因此血糖波动对于糖尿病患者来说危害更大。目前还没有哪种药物对于抑制血糖波动特别有效,但 GLP-1 类似物、DPP-4 抑制剂和 SGL-2 的临床实验均证明可以对减少血糖波动有一定效果。应该根据患者血糖波动的特点,制定个性化的治疗方案,并需要特别注意饮食的调整。

(6)合并肾病的糖尿病患者肾小球滤过率下降,体内药物代谢减慢,长效的磺脲类降糖药容易在患者体内蓄积,并导致严重低血糖,因此不适合选用。短效的格列喹酮不经过肾脏代谢,比较适合合并轻中度肾病的糖尿病患者。根据 CKD 分期(慢性肾脏病分期),I~IIIa 期患者可酌情选用 DPP-4 抑制剂、α 糖苷酶抑制剂、SGLT-2 抑制剂等。格列奈药物即使在重度肾功能损伤时仍能使用,是肾功能受损患者的首选降糖药物。另外 DPP-4 抑制剂中的利格列汀在轻中度肾功能损伤的患者中可以全程使用可以而不调整剂量,也是可供选择的药物之一。GLP-1 类似物周制剂经临床验证对轻中重度肾功能不全患者均无须调整剂量,也是一个不错的选择,但使用成本较高。二甲双胍本身对肾脏并没有毒性,因此患有糖尿病肾病合并微量蛋白尿及轻度肾功能损害的患者使用二甲双胍是安全的,但合并其他类型肾病的患者使用二甲双胍仍需慎重。而且双胍类药物通过肾脏代谢,因此如果糖尿病肾病

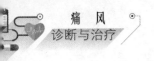
患者出现大量蛋白尿(24 小时尿蛋白＞2.5 g)以及中重度肾功能衰竭的患者(肾小球滤过率＜45 ml/min 或血肌酐＞132 mmol/L)应慎用甚至禁用二甲双胍;同时这类患者使用口服药也需慎重,使用胰岛素也需要注意预防反复低血糖的发生,经常监测血糖是这类患者必须做的。

(7) 糖尿病患者经常合并脂肪肝,这类患者如果肝功能正常或轻度异常,仍然推荐使用二甲双胍降糖。合并其他活动性肝病以及肝功能中重度异常(转氨酶高于正常上限 2.5 倍)的患者不推荐使用口服药治疗,此时启用胰岛素是比较安全的治疗方案。

(8) 噻唑烷二酮类药物能有效改善胰岛素敏感性,是临床常用的一种口服降糖药,对于肥胖且合并脂肪肝的患者非常适合,但对于合并心血管疾病、有心力衰竭风险的患者以及老年患者则不推荐使用。因为这类药物可能会加重患者水肿和心力衰竭的程度,并导致患者的病死率上升。

由于糖尿病病理机制研究的不断深入,目前糖尿病口服药物种类也日益增加,选用时应当注意针对糖尿病的病理、生理基础和个体化,并注意选用药物机制互补的药物,进行二联或三联药物的治疗,如双胍类药物联合 DPP-4 抑制剂,或联合糖苷酶抑制剂,胰岛素促泌剂联合双胍类等,以便更好地控制血糖。

## 哪些类型的糖尿病患者不适宜使用口服降糖药

(1) 1 型糖尿病患者不宜单独使用口服降糖药,但二甲双胍和阿卡波糖(拜糖平)等可与胰岛素联合运用。

(2)妊娠期与哺乳期的糖尿病患者。

(3)肝肾功能不全者。应以胰岛素替代治疗为主,必要时可联用不经肝肾代谢的药物和利格列汀进行辅助治疗。

(4)有糖尿病急性并发症,如感染、酮症酸中毒、高渗性非酮症昏迷等患者。

(5)有严重糖尿病慢性并发症者。

(6)有手术、创伤等应急情况者。

## 不同口服降糖药的服药时间如何选择

不同的口服降糖药应注意服药时间,否则很容易影响药物疗效,并导致不良反应的发生。

(1)短效磺脲类降糖药如格列吡嗪、格列喹酮应在餐前30分钟服用,这样药效最强的时间恰恰是进食后血糖升高的时间,从而起到有效的降糖作用。格列吡嗪控释片、格列齐特缓释片及格列美脲,每日1次服药可稳定控制24小时血糖,服药时间与进餐时间无关,但要求服药时间相对固定。

(2)餐时血糖调整药如瑞格列奈和那格列奈起效快,作用时间短暂,餐前半小时或进餐后给药可能引起低血糖,故应在餐前10~20分钟口服。

(3)餐前服用二甲双胍普通制剂和肠溶制剂后的胃肠道不良反应较重,故推荐服用时间为餐中或餐后。

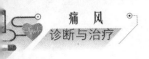

（4）α葡萄糖苷酶抑制剂需要在碳水化合物进入患者消化道后才能起效，故该类药需在用餐时即刻嚼服，才能起到较好的治疗作用。

（5）一些新型的降糖药物如DPP-4抑制剂、SGLT-2抑制剂，一般都是一日一次，并与进食时间无关。

## 糖尿病患者的饮食治疗如何进行

饮食治疗是对所有糖尿病患者的基础治疗。不论是哪一型糖尿病，病情是轻是重、有无并发症、是否应用药物治疗、应用口服药还是胰岛素，都应长期坚持饮食治疗，其中包括饮食调理和饮食控制。糖尿病药物治疗在饮食控制的基础上才能发挥良好的效果。如果不控制饮食，可能导致药物失效、血糖波动，甚至出现酮症和高渗等急性并发症，而长期血糖控制不良又会引起慢性并发症的发生。良好的饮食控制、合理的饮食结构、适当的饮食调理可以协助控制血糖，预防并发症的发生。

饮食疗法要达到以下目的：①维持健康，维持机体正常的生命活动，使成人能从事各项正常的活动，儿童能正常地生长发育。②维持正常体重，肥胖者较少热量摄入可使体重下降，以改善胰岛素的敏感性；消瘦者提高热量摄入，使体重增加以增强对疾病的抵抗力。③减轻胰岛负担，单用饮食治疗或与运动和药物治疗配合，以纠正代谢紊乱，使血糖、尿糖、血脂达到或接近正常值状态,以预防或延缓各种并发症的发生和发展。④使患者愿意接受,能坚持饮食治疗。糖尿病食谱设计要切合实际,符合患者的饮食习惯和经济条件等情况,从而保证并提高患者生活质量。

糖尿病患者食谱的制定应当注意:①根据患者是否肥胖、从事的活动确定所需的热量。②充分考虑食谱各项营养成分,选用低热量、高营养的食物,提供足够的营养,避免出现营养不良。过分饮食控制会导致体重下降过快,甚至引起缺铁性贫血等营养不良的表现,从而影响患者的健康。③注意同时控油控盐,综合控制患者的血脂、血压等代谢。对糖尿病患者而言,只注意糖分摄入是不够的。由于所有的营养素如脂肪、蛋白质等最后都会转化为血糖,因此油脂等也是需要控制的。④可以多选用一些有降糖作用的食物配合治疗。⑤配合患者的饮食习惯和经济条件,使患者可以长期坚持。

有些患者合并糖尿病肾病,需要采取更合理的食谱。这类患者不宜摄入过多的植物蛋白,因为植物蛋白的生物利用度低会对肾脏造成额外的负担,加重肾病。出现大量蛋白尿,24 小时尿蛋白>2.5 g 的患者不仅要注意摄入优质蛋白,而且要采用低蛋白饮食,控制蛋白质的摄入在每千克体重 0.8 g 以下,减轻肾脏的负担。

总而言之,糖尿病患者的饮食控制应当做到因人而异,长期坚持,只有这样才能配合药物更好地控制病情。有的患者还可以单纯凭借这样的生活方式干预就能有效控制血糖,延缓病情的发展。

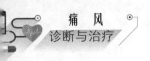
# 如何计算每天的食物总热量

人体所需要的热量靠每天摄入的食物提供,主要来自食物中的碳水化合物、脂肪、蛋白质。食物热量通常用千卡计算,也称为大卡。卡路里,也就是卡和千卡(大卡),都是热量的单位。1卡(cal)就是让1 g水升高1 ℃所需的热量。就亚洲人的饮食习惯来说,我们的饮食是以米饭、面条等为主食,这些主食也是为我们提供碳水化合物的主要来源。奶类、鸡蛋、肉类、鱼类等提供了足够的蛋白质、脂肪,而烹饪用的油则含有大量的油脂,坚果类也能提供大量的不饱和脂肪酸。不同营养成分提供的热量如下:碳水化合物产生热量为4 kcal/g,蛋白质产生热量为4 kcal/g,脂肪产生热量为9 kcal/g。由此可见脂肪产生的热量最高。有的食物成分表会以kJ作为热量的单位,两者的换算公式为1 kcal=4.184 kJ。

糖尿病患者的饮食控制其实就是在控制摄入的热量,这类患者每日摄入的总热量应当低于正常人,这样有助于控制血糖。同时为了兼顾患者营养的平衡,原则上应当注意选择低热量又包含足够营养成分的食物。糖尿病患者一日摄入的总热量需要经过计算,并且受到身高、体重和日常体力活动的影响。计算之前应当先要计算患者的体重指数,肥胖的患者应严格遵守低热量饮食,而消瘦的患者应适当放宽。另外,总热量需要根据理想体重进行计算,理想体重(kg)=身高(cm)−105,每日摄入的总热量＝每千克体重所需热量×理想体重。

不同体力活动的人群所需的热量是不同的。一般来说，轻体力劳动者每日的热量控制在 25～30 kcal 每千克体重；中等体力劳动者应该在 30～35 kcal 每千克体重；重体力劳动者应该控制在 35～40 kcal 每千克体重。女性低于男性。那么，轻、中、重体力劳动是怎么划分的呢？比如务农或者车间的工人等是重体力的劳动者；坐办公室、以脑力劳动为主的算轻体力劳动者；中等体力劳动者介于这两者之间，比如销售人员，既要动脑子又有体力劳动。

根据患者的身高、体重和工作的性质来决定摄入的热量以后，就可以用换算的公式决定饮食的量和种类。糖尿病患者可以根据自己的饮食习惯、经济条件、季节、市场供应情况等选择食物，调剂一日三餐。在不超出或保证控制全天总热量、保证充足的营养的前提下，糖尿病患者可以和正常人一样吃饭。

## 糖尿病患者如何合理安排三餐

糖尿病患者的饮食安排每日至少要保证三餐，并且尽量定时定量，特别是病程较长、胰岛功能较差的患者，很容易出现血糖波动，进食后血糖上升明显，用药后如果错过进餐时间则很快出现低血糖反应，因此糖尿病患者制定食谱时一定要注意进食时间和进食的量。

糖尿病患者在计算出每天所需的总热量后，还需要根据热

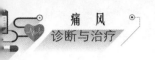

量制定各种营养成分的量。目前推荐的饮食结构,要求通过碳水化合物提供主要的热量,同时补充蛋白质、脂肪和微量元素。目前的糖尿病饮食观为"高碳水化合物、低脂肪",也就是说对脂肪的限制变得较为严格,而相应地放宽了碳水化合物的限制标准,具体的构成比如下:碳水化合物提供的热量占总热量的50%以上,蛋白质占25%,脂肪占15%～20%,其余为其他微量元素。从广义来看,米、面、糖都属碳水化合物。提高饮食中的碳水化合物含量,降低脂肪比例对改善血糖耐量有较好的效果。只要总热量不超标,就可将每日食谱安排得尽可能花样丰富、美味可口,以增加糖尿病患者的生活乐趣,改善他们的生活质量。

糖尿病患者制定食谱可以采用食物交换份法。食物交换份法简单易行,易于被非专业人员掌握。该法是将常用食物按其所含营养素量的近似值归类,计算出每类食物每份所含的营养素值和食物质量;然后将每类食物的内容列出表格供交换使用;最后,根据不同能量需要,按蛋白质、脂肪和碳水化合物的合理分配比例,计算出各类食物的交换份数和实际重量,并按每份食物等值交换表选择食物。

根据膳食指南,按常用食物所含营养素的特点划分为五大类食物。第一类:谷类及薯类。谷类包括米、面、杂粮;薯类包括马铃薯、甘薯、木薯等。主要提供碳水化合物、蛋白质、膳食纤维、B族维生素。第二类:动物性食物。包括肉、禽、鱼、奶、蛋等,主要提供蛋白质、脂肪、矿物质、维生素A和B族维生素。第三类:豆类及豆制品。包括大豆及其他干豆类,主要提供蛋白质、脂肪、膳食纤维、矿物质和B族维生素。第四类:蔬菜水果类。

包括鲜豆、根茎、叶菜、茄果等，主要提供膳食纤维、矿物质、维生素C和胡萝卜素。第五类：纯能量食物。包括动植物油、淀粉、食用糖和酒类，主要提供能量。植物油还可提供维生素E和必需脂肪酸。通过食物交换份法，就可以合理安排糖尿病患者三餐的内容。

如对于在办公室工作的男性职员，根据中等热量膳食各类食物的参考摄入量，需要摄入谷类300 g、蔬菜450 g、水果100 g、肉及禽类50 g、蛋类25 g、鱼虾类50 g、豆类及豆制品50 g、奶类及奶制品100 g、油脂25 g。这相当于6～7份谷薯类食物交换份，1～2份果蔬类交换份，3～4份肉、蛋、奶等动物性食物交换份，2份豆类食物交换份，1～2份油脂类食物交换份。需要注意的是，不同食物三大营养要素含量比例不同，折合的食物交换份数也不同。这些食物分配到一日三餐中可以如下安排。

早餐：牛奶200 g，面包150 g，大米粥25 g；

午餐：饺子（皮）200 g（瘦猪肉末50 g、白菜300 g作馅），小米粥25 g，芹菜200 g；

加餐：梨200 g；

晚餐：米饭150 g，鸡蛋2个，炒莴笋150 g。

注意：全日烹调用油25 g。

值得强调的是，三餐的主食量可按早餐2/5、中餐2/5、晚餐1/5的比例分配，也可各按1/3量分配。这样可以避免因一餐饮食过量，超过胰岛细胞的负担而导致血糖骤然升高。在特殊情况下，应当强调少食多餐，如注射胰岛素或口服降糖药血糖波动较大、易于出现低血糖的糖尿病患者，每天应进餐5～6次。在总

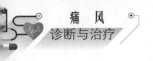
痛 风<br>诊断与治疗

饮食量不变的条件下,从 3 次正餐中匀出 30～50 g 主食,在上午9～10 时、下午 3～4 时及睡前分食,这对于防止在胰岛素作用较强时发生低血糖极为有利。

## 糖尿病患者的饮食原则是什么

现代研究表明,糖尿病患者尤其是中老年患者,不论病情轻重,都必须合理地节制饮食,选择合适的饮食疗法以及相应的情志调理。必须记住节制饮食是控制血糖的基础。

(1) 要控制糖尿病患者的主食量,严格做到定时、限量。饮食中糖类(碳水化合物)、脂肪、蛋白质三大营养素的比例要合理安排和调整,既要达到治疗疾病的目的,又要满足人体的生理需要。如饥饿难忍时,也只宜选用含糖量低的蔬菜等补给。但也要防止过分严格控制饮食而影响其体力或引起思想上的种种疑虑。

(2) 忌食肥甘厚味,以防助湿生热;要控制蛋白质、脂肪、糖类(碳水化合物)的总摄入量。蛋白质摄入过多会引起代谢异常,其摄入量不应超过每日总热量的 25%,以每日每千克体重0.8～1.2 g 为宜;发育期的青少年及孕妇、哺乳期妇女或特殊职业者及其他并发症的糖尿病患者,可酌加至每日每千克体重1.5 g 左右。中老年糖尿病患者易并发高脂蛋白血症及动脉粥样硬化,故每日摄入总脂肪量应控制在 50～60 g 为宜,并给予高比例的不饱和脂肪酸。

(3) 糖尿病患者必须戒酒。世界卫生组织公布的一份报告指出：饮酒并不存在什么安全数量。对人类来说，乙醇(酒精)是仅次于烟草的第二大"杀手"，它引起的死亡人数超过了因非法吸毒而丧生的人数。糖尿病患者饮酒后，会诱发低血糖。饮酒会使肝对低血糖的抵御能力显著下降，尤其空腹喝酒或干喝酒是很危险的。实际上，无论白酒还是啤酒对血糖调节系统都是有害的。

(4) 要重视补充微量元素铬、锌、维生素D以及镁、钾、钙、磷等重要元素成分。实验研究结果表明，动物缺铬可以造成糖耐量受损或发展成糖尿病，补铬有逆转上述现象的作用。内源性铬复合体可纠正糖代谢及脂肪代谢紊乱。临床研究结果表明，补充铬后，能很快纠正缺铬儿童和长期肠外营养患者的糖耐量异常。锌与糖尿病的关系也十分密切，研究证实，血清锌浓度与糖尿病糖化血红蛋白呈负比例，且表明稳定的2型糖尿病患者的血清锌浓度降低。临床已表明，在1型和2型糖尿病中存在着低镁血症。维生素D是一种固醇类衍生物，除了调节体内钙、磷代谢和平衡，维持骨骼健康等功能外，近几年国外研究发现，不仅骨组织，许多其他组织或细胞如胰岛β细胞、血管内皮细胞以及脂肪组织等，都能表达维生素D受体及其活化酶(1α羟化酶)，因而探讨维生素D的新功能已成为近几年的研究热点。近年来一些研究表明，维生素D缺乏在人群中非常普遍，而且维生素D缺乏与血糖异常、胰岛素抵抗和高血压直接相关，能显著增加罹患代谢综合征、2型糖尿病和心血管疾病的发病风险。国内一项研究表明，代谢综合征患者的血液维生素D水平显著低于正常人群，维生素D水平最低组比最高组罹患代谢综合征的风险增加

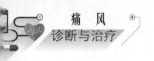

了50％,同时维生素D水平的降低还与代谢综合征的各项指标以及糖化血红蛋白升高显著相关;在超重、肥胖人群中维生素D水平与胰岛素抵抗呈显著负相关。这一发现提示了维生素D缺乏可能在超重、肥胖人群的胰岛素抵抗及其相关代谢性异常中起着重要作用。因此,在饮食疗法中,应经常不断地食用含有上述重要元素成分的食物。

## 糖尿病患者的饮食有哪些注意事项

糖尿病患者的饮食需要控制总热量,在此基础上使用食物交换份法来合理安排饮食。如果只是单纯控制主食或者认为只有甜食才会引起血糖升高,反而可能引起营养元素缺乏或血糖波动。

糖尿病患者需要摄入足够的营养元素以应对日常需求,但是又要使总热量控制在一定的范围内,因此应当选用低热量、高营养的食物。

(1)含糖量高的食物容易使热量超标,因此各种食糖、糖果、糕点、果酱、奶油、甜食、甜饮料、蜂蜜及含糖量高的水果都要忌食。

(2)减少淀粉含量高的食物。所谓淀粉类食物,主要指富含碳水化合物的主食,如大米、玉米、小麦等,以及根茎类蔬菜,如土豆、山药、薯类等。此外,还包括各种豆类等。另外一些给糖尿病患者食用的饼干、月饼等食物,也富含碳水化合物和油脂,因此食用这些食物时就需要适当减少谷类等主食的量,否则就会导致碳水化合物摄入超标而影响血糖。粗杂粮营养丰富,热量更低,比精制食品更好,但是粗杂粮也含有碳水化合物,应当注意与谷类、面粉类主食的搭配。

(3) 控制油脂含量高的食物如动物脂肪、油炸食物、坚果等。红肉中脂肪含量较高,蛋白质含量不如白肉高,因此糖尿病患者应适当减少摄入。油炸食物脂肪含量特别高,糖尿病患者应当忌食。坚果类如花生等虽然富含不饱和脂肪酸,但是总热量较高,因此也只能少量食用。另外烹饪用油也应当选用含不饱和脂肪酸的油类,并注意控油,一般一日在 25 g 左右。

(4) 不同的食物升糖指数和升糖负荷不同,应当注意选择升糖指数低、升糖负荷低的食物。升糖指数(glycaemic index, GI)指的是,食物进入人体 2 个小时内,血糖升高的相对速度。高 GI 食品升糖指数为大于 70;中 GI 食品的升糖指数为 56～69;而低 GI 食品的升糖指数在 55 以下。升糖负荷仍是测评某种食物含有多少升糖碳水化合物的指标,但是现在把食物的分量也考虑进来了。比如西瓜一类的食物升糖指数高,因为其所含淀粉和水果糖分导致血糖迅速升高,但是这类食物的升糖负荷低,因为事实上一人份该类食物中所含的糖分是很少的。含高升糖指数食物的饮食会提高糖尿病、心脏病的患病率,因此世界卫生组织推荐低升糖指数、低升糖负荷食物为主的饮食。

## 有哪些适合糖尿病患者的食疗方

糖尿病是一种慢性疾病,平时采取一些食疗的方法有助于控制病情。从中医学角度来说,糖尿病又称为"消渴病",基本病机是以阴虚为本、燥热为标。因此食用能够清热养阴润燥的食物,或者食用养阴清热的中药制作的药膳,都对疾病的治疗有所裨益。从现代医学角度来说,很多食物中含有降糖成分,因此了解一些食疗的知识很有必要。

常用的食材有以下这些。

(1) 苦瓜:清热解毒,除烦止渴。动物实验表明,苦瓜有明显降低血糖作用。糖尿病患者常食苦瓜有一定降低血糖作用,可用鲜苦瓜做菜食用或红烧苦瓜,每次 100 g。但是苦瓜是寒性的,糖尿病脾胃虚寒者,症见脘腹痛而喜温喜按、口淡不渴、大便稀溏、食少、神疲乏力、手足不温,舌淡苔白、脉虚弱者不宜服用。

(2) 南瓜:具有降低血糖、血脂作用。国内外临床研究表明,南瓜粉对轻型糖尿病确有疗效。可将南瓜烘干研粉,每次 5 g,每日 3 次;也可用鲜南瓜 250 g 煮熟食用,既充饥又可降低血糖。但应注意南瓜所含淀粉含量较高,食用后适当减少主食的量。

(3) 洋葱(葱头):味淡、性平,具有降低血糖作用,可用洋葱 50～100 g 水煎服,也可做菜食用。

(4) 玉米须:味甘、淡,性平,是治疗糖尿病的一味良药。现代研究表明,玉米须的发酵制剂对家兔有明显的降血糖作用。糖尿病患者口渴、多饮、多尿,可用玉米须 50 g,新鲜薴菜 150 g,以清水适量煎汤,去渣取汁,每日 1 剂,分早、晚 2 次内服。

(5) 黄鳝:具有一定降糖作用。用黄鳝制作的药膳有参蒸鳝段、内金鳝鱼、烩鳝鱼丝、归参鱼鳝等。

(6) 蚕蛹:洗净后用植物油炒,或煎成汤剂。适用于各型糖尿病患者。

(7) 海参:洗净炒食可用于各型糖尿病患者。

## 常用食疗方

### 蚌肉苦瓜汤

苦瓜 250 g,蚌肉 100 g,共煮汤,加油、盐调味,熟后喝汤,吃苦瓜、蚌肉。适用于轻型糖尿病患者。

### 玉米须煲瘦猪肉

玉米须 30 g,瘦猪肉 100 g,煮熟饮汤食肉。适用于一般糖尿病患者。

### 枸杞子蒸鸡

枸杞子 15 g,母鸡 1 只,加料酒、姜、葱、调料,共煮熟,食枸杞子、鸡肉,饮汤。枸杞补肾益精、养肝明目、补血安神、生津止渴,鸡肉温中、益气、补精、添髓。此方适用于糖尿病肾气虚弱者。

### 沙参玉竹煲老鸭

沙参 30~50 g,玉竹 30 g,老雄鸭 1 只,葱、姜、盐少许,焖煮熟后食肉,饮汤。沙参、玉竹、鸭肉都有清热养阴的功效。此方适用于中老年糖尿病患者。

### 清蒸茶鲫鱼

鲫鱼 500 g,绿茶 20 g 左右,蒸熟,淡食鱼肉。茶叶具有提神清心、清热解暑、消食化痰、去腻减肥、清心除烦、解毒醒酒、生津止渴、降火明目、止痢除湿等作用,同时有助于抑制心血管疾病,对人体脂肪代谢有着重要作用。鲫鱼性味

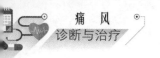
甘淡,能利水,可以补虚弱、止消渴。两者都适用于糖尿病患者。

### 韭菜煮蛤蜊肉

韭菜 250 g,蛤蜊肉 250 g,料酒、姜、盐少许,煮熟饮汤食肉。蛤蜊肉滋阴、利尿化痰、软坚散结。适用于糖尿病肾阴不足者。

### 其 他 菜 类

素炒豌豆、素炒豆芽菜、素炒冬瓜、素炒菠菜、炒绿豆芽、香干丝炒芹菜、冬菇烧白菜等均适宜糖尿病患者食用。

许多医书上也记载了治疗消渴的药膳。

(1) 豆浆粥(《本草纲目拾遗》):粳米 50 g,豆浆 500 ml,先煮粳米,后加豆浆,至米开花粥稠,分早晚 2 次服用。适用于糖尿病伴感染者,若伴有糖尿病肾病肾功能衰竭者不宜服用。

(2) 绿豆粥(《普济方》):粳米 50 g,绿豆 50 g,共煮粥食用。绿豆有降血脂作用,适用于糖尿病伴高血压、冠心病者,若伴有糖尿病肾病肾功能衰竭者不宜服用。

(3) 菠菜粥(《本草纲目》):菠菜带根 100～150 g,粳米 50 g,煮粥食用。适用于糖尿病阴虚化热者,便溏腹泻者禁服。

(4) 芹菜粥(《本草纲目》):新鲜芹菜 60～100 g 切碎,粳米 100 g,煮粥服用。适用于糖尿病合并高血压者。

(5) 木耳粥(《圣济总录》):银耳 5～10 g(或黑木耳 30g),粳米 100 g,大枣 3 枚。先浸泡银耳(或黑木耳),将粳米、大枣煮熟后加银耳,煮粥食。适用于糖尿病血管病变者,常食木耳可以减少和预防心脏病的发作。应注意的是木耳有破血作用,糖尿病孕妇慎用。

(6) 萝卜粥(《图经本草》):新鲜白萝卜适量,粳米 50 g,煮粥服用。适用于糖尿病痰气互结者。

(7) 天花粉粥(《千金方》):取瓜蒌根 30 g 左右,研粉煮粥,或煎汁煮粥,主治热病伤津、多饮、消渴。

(8) 鲤鱼赤豆粥(《饮膳正要》):活鲤鱼 1 条,赤豆 50 g,草果 6 g,陈皮 6 g,菜叶适量。主治消渴、水肿,若糖尿病肾病肾功能衰竭者不宜加赤豆。

药膳取材、制作均方便,是食补的最好途径,但应注意粥的升糖指数较高而升糖负荷不高,部分患者食粥后可能出现血糖明显升高,则不应食用粥品,可将上述药膳改为汤或菜食用。

## 哪些食物更适合糖尿病患者

糖尿病患者的主食应当精粗结合。粗粮中含有的营养成分丰富而热量较低,是糖尿病患者的理想选择。具体地说,主食最好选择薏苡仁、青皮嫩南瓜、赤小豆、玉米、小米、大米等。

糖尿病患者应多食蔬菜,尤其是富含纤维素的绿叶蔬菜,这些蔬菜热量低,可以使患者出现饱腹感,这样有助于患者减少饥饿感,有效控制热量的摄入。比如多食芹菜、卷心菜、韭菜、菠菜、小白菜、大白菜、油菜、青菜、鸡毛菜、莴苣、空心菜、藕、白萝卜、冬瓜、黄瓜、番茄(西红柿)、茄子等新鲜蔬菜,都是很好的选择。

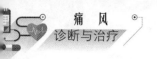

豆制品内富含蛋白质、不饱和脂肪酸以及多种矿物质和维生素,是糖尿病患者理想的饮食选择。但由于豆制品里含有的蛋白质是植物蛋白质,吸收效率低于优质蛋白质(主要是动物蛋白质),因此有糖尿病肾病的患者不宜食用,以免加重肾脏负担。另外合并患有高尿酸血症或痛风的患者应忌食豆制品,避免导致病情加重。

水果中富含多种微量元素,但是糖尿病患者应注意选用含糖量低的水果。一般说来,空腹血糖 7.8 mmol/L(140 mg/dl)以下,餐后 2 小时血糖在 10 mmol/L(180 mg/dl)以下,以及糖化血红蛋白 7.5% 以下,病情稳定、不常出现高血糖或低血糖的患者,可以选用含糖量低、味道酸甜的水果。对于一些血糖高、病情不稳定的患者只能选用含糖量在 5% 以下的蔬菜、水果,像番茄、黄瓜等。糖尿病患者选择水果的依据主要是根据水果中含糖量、淀粉含量,以及各种不同水果的血糖指数而定。首先推荐食用的是每 100 g 中含糖量少于 10 g 的水果,包括青瓜、西瓜、橙子、柚子、柠檬、桃子、李子、杏、枇杷、菠萝、草莓、樱桃等,此类水果每 100 g 可提供 20~40 kcal 的热量。需要慎重食用的水果有香蕉、石榴、甜瓜、橘子、苹果、梨、荔枝、芒果等,此类水果每 100 g 中含糖量为 11~20 g,可提供 50~90 kcal 热量。另外,以下水果含糖量高,食用后热量易超标,不宜选用,如红枣、山楂,特别是干枣、蜜枣、柿饼、葡萄干、杏干、桂圆等干果,果脯应禁止食用。含糖量特别高的新鲜水果,如红富士苹果、柿子、莱阳梨、肥城桃、哈密瓜、玫瑰香葡萄、冬枣、黄桃等也不宜食用,此类水果每 100 g 中含糖量高于 20 g,提供的热量超过 100 kcal。同时,不少蔬菜可作为水果食用,如番茄、黄瓜、菜瓜等,每100 g食品糖含量在5 g以下,又富含维生素,完全可以代替水果,适合糖尿病患者食用,可予推广。

## 何谓体重指数?如何根据它来判断体重是否超标 ⊃—

BMI指数(身体质量指数,简称体重指数,又称体质指数,英文为body mass index,简称BMI),是用体重(kg)除以身高的平方($m^2$)得出的数字,是目前国际上常用的衡量人体胖瘦程度以及是否健康的一个标准。主要用于统计用途,当我们需要比较及分析一个人的体重对于不同高度的人所带来的健康影响时,BMI值是一个中立而可靠的指标。

人怎样才算肥胖呢?世界卫生组织虽然规定有肥胖的标准,但这是以西方人群的研究数据为基础制定的,不适合亚洲人群。亚洲人体格偏小,用肥胖的世界标准来衡量就不适宜。比如:日本人当BMI为24.9时,高血压危险就增加3倍;香港地区的中国人,BMI在23.7时病死率最低,增高时便开始上升。专家们认为,亚洲人的肥胖标准应该是BMI在18.5~22.9时为正常水平,BMI大于23为超重,BMI大于30为肥胖。中国肥胖问题工作组根据20世纪90年代中国人群有关数据的汇总分析报告,首次提出了适合中国成人的肥胖标准:体重指数≥24为超重,≥28为肥胖;男性腰围≥85 cm、女性腰围≥80 cm为腰部肥胖标准。

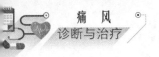
中国肥胖问题工作组的这项汇总分析报告表明：体重指数增高，冠心病和脑卒中发病率也会随之上升。超重和肥胖是冠心病和脑卒中发病的独立危险因素，体重指数每增加2，冠心病、脑卒中、缺血性脑卒中的相对危险分别增加15.4％、6.1％和18.8％。一旦体重指数达到或超过24时，患高血压、糖尿病、冠心病和血脂异常等严重危害健康的疾病的概率会显著增加。

体重指数是与体内脂肪总量密切相关的指标，主要反映全身性超重和肥胖。但由于BMI没有把一个人的脂肪比例计算在内，所以一个BMI指数超重的人，实际上可能并非肥胖。举个例子，一个练健身的人，由于体重中有很重比例的肌肉，他的BMI指数会超过30，如果他们身体的脂肪比例很低，那就不需要减重。但是如果将BMI指数结合腰围来看，就能准确判断一个人是否超重及存在中心性肥胖，是否需要减重。另外，下列人群不适宜使用BMI指数判断体重是否超标：①未满18岁；②运动员；③正在做重量训练；④怀孕或哺乳期；⑤身体虚弱或久坐不动的老人。

## 如何营养、运动、药物并举有效减肥

肥胖是代谢综合征的组成成分之一，是心脑血管疾患的重要危险因素。通过BMI和腰围可以判断一个人体重是否超标。如果体重超标，尤其是合并糖尿病、高血压、脂肪肝等代谢性疾病时,减肥是很好的治疗手段之一。体重得到控制后,血糖、血压、血脂的情况都会得到改善。

单纯节食可能对控制体重有一定的作用,但不科学的膳食结构可能引起营养失衡,得不偿失。因此,科学的饮食控制、合理运动是减肥的基础,必要时可在专业医生指导下使用药物进行减肥。

肥胖的患者可以采用低热量的食谱,控制每日总热量的摄入,并且制定的食谱应该符合平衡膳食宝塔的营养结构。平衡膳食宝塔是营养学上的专业术语,是根据《中国居民膳食指南》的核心内容,把平衡膳食的原则转化成各类食物的重量。平衡膳食宝塔共分5层,包含我们每天应吃的主要食物种类。宝塔各层位置和面积不同,这在一定程度上反映出各类食物在膳食中的地位和应占的比重。谷类食物位居底层,占的比重最大;蔬菜和水果占据第二层;鱼、禽、肉、蛋等动物性食物位于第三层;奶类和豆类食物合占第四层;第五层塔尖是油脂类,每天不超过25 g。

在控制饮食的基础上,还需要配合一定的运动量。一般的运动分为3类。①耐力性运动:适合肥胖者锻炼的耐力性运动项目有平地步行、爬坡步行、慢跑、骑自行车、游泳等;②力量性运动:力量性运动主要是加强肌肉力量的训练,是消耗脂肪的有效运动,适宜于体质较好的肥胖者采用;③球类运动:体质较好的肥胖者可参加不太激烈的球类比赛,体质弱者只能采取非比赛形式的球类运动。

有氧运动可以消耗大量的热量,帮助减肥。有氧运动的运动形式和项目甚多,如快走、慢跑、骑自行车、跳绳、跳健身舞、滑冰、游泳、打羽毛球、打太极拳、爬楼梯、划船等。相关研究表明,

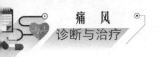

进行有氧代谢运动关键要保证一定的运动量和持之以恒。成年人有选择地参加上述运动项目进行锻炼,基本上可以达到中度有氧代谢运动的效果。

肥胖老人可选自己喜爱且易于坚持做到的运动项目,运动量要适合自身条件,运动频度一般为每周 3～5 次,每次运动 20～60 分钟即可。运动强度要达到有效心率限度,运动初期心率以 110 次/分为宜,经过 1～3 周后,可逐渐升到 140 次/分。这样每搏输出量接近并达到最佳状态,收效则较为明显。

以下是一些具体的运动项目消耗的热量。①游泳:每半小时消耗热量 175 cal。它是一项全身协调动作的运动,对增强心肺功能、锻炼灵活性和力量都很有好处。它还有利于患者恢复健康、妇女生育后恢复体形,对老年人和身体瘦弱的人都是一项很好的运动。②自行车:每半小时消耗热量 330 cal。对心、肺、腿十分有利。③慢跑:每半小时消耗热量 300 cal。有益于心、肺和血液循环。跑的路程越长,消耗的热量越大。④散步:每半小时消耗热量 75 cal。对心肺功能的增强有益,它能改善血液循环,活动关节和有助于减肥。⑤跳绳:每半小时消耗热量 400 cal。这是一项健美运动,对心肺系统等各种脏器以及协调性、姿态、减肥等都有相当大的帮助。⑥乒乓球:每半小时消耗热量 180 cal。属全身运动,有益于心肺,可锻炼重心的移动和协调性。

运动虽能消耗人体内的热量,但仅靠运动减肥效果并不明显。因此,要想获得持久的减肥效果,除了从事运动外,还应从饮食上进行合理调控,同时加上轻松平缓、长时间的低强度运动或心率维持在 100～124 次/分的长时间运动最有利于减肥。

在饮食和运动控制体重都不理想时可以配合药物治疗。常用的减肥药物有以下几类：①抑制食欲的药物；②增加水排出量的药物；③增加胃肠蠕动、加速排泄的药物；④增加热量消耗的药物。但是大部分减肥药都有一定的不良反应，有些药物甚至含有甲状腺素一类的激素，可能导致药物性甲状腺功能亢进症。口服降糖药中的二甲双胍可以有效减轻体重，单用不会引起低血糖，肥胖且伴有糖尿病、糖调节异常或胰岛素抵抗的患者适合使用这一药物进行减重。

## 如何用药物治疗高脂血症

血浆中的脂质以胆固醇、甘油三酯等为主，它们与蛋白质结合，以脂蛋白的形式存在于血浆中，成为乳糜微粒、极低密度脂蛋白、低密度脂蛋白、高密度脂蛋白，所以说将高脂血症称为高脂蛋白血症更为合理。现已知，低密度脂蛋白和极低密度脂蛋白被称为致动脉粥样硬化脂蛋白，而高密度脂蛋白称为抗动脉粥样硬化脂蛋白。研究也已经证实高脂血症是动脉粥样硬化、冠心病的重要风险因素。因此，防治高脂血症是预防动脉粥样硬化及冠心病的一条重要途径。

世界卫生组织将高脂血症分为以下5种类型：Ⅰ型为乳糜微粒增多，甘油三酯特别高，胆固醇正常。Ⅱ型为极低密度脂蛋白和低密度脂蛋白增高，Ⅱa型为胆固醇显著增高，甘油三酯正常；Ⅱb型为胆固醇和甘油三酯都增高。Ⅲ型为低密度脂蛋白增高，

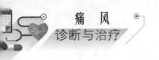

胆固醇和甘油三酯均增高。Ⅳ型为极低密度脂蛋白增高,甘油三酯显著增高,胆固醇正常或稍高。Ⅴ型为乳糜微粒、极低密度脂蛋白增高,甘油三酯和胆固醇均增高。其中以Ⅱa、Ⅱb、Ⅳ型最为多见。

高脂血症的治疗首先应从膳食着手,即低脂肪、低糖、高蛋白饮食,禁食动物内脏如肝、肾、心、脑等,还要控制体重。若患者对饮食治疗反应不明显,可适当加用降脂药。

目前,在临床上常用的降脂药物有许多,归纳起来大体上可分为五大类。

(1)他汀类。3-羟基-3-甲基戊二酰辅酶A(3-hydroxy-3-methylglutary CoA,HMG-CoA)还原酶抑制剂,即胆固醇生物合成酶抑制剂,是细胞内胆固醇合成限速酶,即HMG-CoA还原酶的抑制剂,为目前临床上应用最广泛的一类调脂药物。由于这类药物的英文名称均含有"statin",故常简称为他汀类。现已有5种他汀类药物可供临床选用:①洛伐他汀(lovastatin),商品名为美降脂、罗华宁、洛特、洛之达等,中成药血脂康的主要成分也是洛伐他汀;②辛伐他汀(simvastatin),商品名为舒降脂、理舒达、京必舒新、泽之浩、苏之、辛可等;③普伐他汀(pravastatin),商品名为普拉固、美百乐镇;④氟伐他汀(fluvastatin),商品名为来适可;⑤阿托伐他汀(atorvastatin),商品名为立普妥、阿乐。

他汀类药物是目前治疗高胆固醇血症和高低密度脂蛋白血症的主要药物。动脉粥样硬化斑块的主要成分是低密度脂蛋白,该类药物可以有效降低低密度脂蛋白,同时它有一定的消炎作用,可以减轻血管壁的非特异性炎症,从而阻断斑块的产生。对于已产生的不稳定斑块,他汀类药物能够稳定斑块,防止斑块破裂导致血栓形成。该类药物最常见的不良反应主要是肝功能损害、轻度胃肠反应、头痛。与其他降脂药物合用时可能出现肌肉毒性。

(2)贝特类。贝特类药物的主要适应证为:高甘油三酯血症或以甘油三酯升高为主的混合型高脂血症。目前临床应用的贝特类药物,主要有环丙贝特、苯扎贝特、非诺贝特及吉非贝齐。据临床实践,这些药物可有效降低甘油三酯22％～43％,而降低胆固醇仅为6％～15％,且有不同程度升高高密度脂蛋白的作用。该药常见的不良反应为胃肠反应、恶心、腹泻,严重者可导致肝损害。

(3)烟酸类。烟酸类药物属维生素B,当用量超过其作为维生素作用的剂量时,可有明显的降脂作用。该类药物的适用范围较广,可用于除纯合子型家族性高胆固醇血症,及I型高脂蛋白血症以外的任何类型的高脂血症。但是,该药的速释制剂不良反应大,一般不单独应用。对于烟酸的降脂作用机制,目前医学界尚不十分明确。缓释制剂不良反应大大减少,主要为颜面潮红。

(4)胆酸螯合剂。这类药物也称为胆酸隔置剂。常用药物有考来烯胺(消胆胺)、考来替泊(降胆宁)。该药常见的不良反应为胃肠道反应、恶心、便秘或腹泻、肠梗阻或头痛等。

(5)胆固醇吸收抑制剂。此类药物主要通过抑制肠道内饮食和胆汁中胆固醇的吸收来达到降低血脂的目的。代表药物为依折麦布,与他汀类药物联合应用,可作为其他降脂治疗的辅助疗法[如低密度脂蛋白胆固醇(low density lipoprotein cholesterol, LDLC)血浆分离置换法],或在其他降脂治疗无效时用于降低总

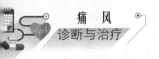
胆固醇(total cholesterol，TC)和 LDLC 水平。本药不良反应主要为头痛、腹痛、腹泻。

在选择药物时应注意根据血脂异常的类型，胆固醇或低密度脂蛋白升高时，可应用他汀类药物；单纯甘油三酯升高，可应用贝特类药物；但有一部分患者会出现混合型的血脂异常，这时需要综合判断。由于当甘油三酯≥5.65 mmol/L 时，并发急性胰腺炎的可能性大大增加，有可能危及生命，此时降低甘油三酯是最重要的，首选贝特类药物；如果甘油三酯在 2.26～5.65 mmol/L，而低密度脂蛋白也同时升高，那么降低低密度脂蛋白对减少心脑血管疾病的风险获益更多，首选他汀类药物。有的患者病情较为顽固，需要联合多种药物进行调脂治疗，但是他汀类药物和贝特类药物联用会增加肝损伤和肌溶解的风险，因此这种联合一般不推荐使用。

总之，调脂治疗应在非药物治疗基础上，根据血脂异常类型、药物的作用机制以及调脂治疗目标来选择调脂药物。在治疗中应充分发挥他汀类药物的作用，做到早期、足量、合理使用。

## 使用调脂药应注意什么

(1) 根据血脂异常的病因及类别，并结合调脂药物的作用特点，选择适宜的药物。

(2) 在应用中要考虑患者的年龄、健康状况以及药物的毒性和不良反应等来选择不同药物。老年人可首选一些无毒性和不良反应且调脂作用相对弱些的药物,如弹性酶、血脂康、烟酸等;工作较忙,难以保证每日数次服药的中年人尽可能选每日仅服1次的长效制剂,如洛伐他汀、辛伐他汀等。

(3) 尽早使用调脂药,起始剂量应充分。

(4) 对于介入术后或搭桥患者,强化降低胆固醇治疗比常规剂量有更大获益。合并患有糖尿病的患者是心血管疾病的高危人群,同样需要强化治疗,控制胆固醇和低密度脂蛋白,以便降低心脑血管疾病风险。在治疗达标后,还应在医生指导下制定一个长久的治疗计划,有效地长期控制血脂,使其维持在较低的水平。达标后,只要没有特殊情况,就应继续使用他汀类药物。

(5) 一般来说,调脂药物需要长期服用,时间至少在1~2年以上,有的甚至需要终身服用。专家建议长期服药者可每3~6个月复查1次血脂、肝肾功能,还应定期复查血尿酸水平,以便及时调整剂量或更换药物。当血脂接近目标水平时可适当减少剂量。如果使用调脂药物治疗后血脂仍偏高,应先检查并改善饮食及运动情况,以期增进药物的疗效,必要时联合用药。一旦服药过程中出现肝肾功能不全的表现,应及时减量或停药,并给予相应的必要处理,以保证用药安全。

## 血脂异常患者的饮食疗法如何进行

实践证明,不考虑饮食调理和运动锻炼,希望单纯使用调脂药物来达到较好的降低血脂的目的,几乎是不可能的。"富足"

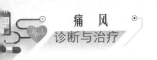
的膳食,即高胞和脂肪、高热量、高糖膳食,会使血清胆固醇、甘油三酯水平升得很高。如果不改变这一不良膳食结构,即便再好的调脂药物也无法将血脂降至满意水平。因此,控制高脂血症必须首先开展饮食疗法,并以此作为基础治疗手段。饮食疗法的目的在于控制血清胆固醇和甘油三酯水平,有利于调脂药物发挥良好作用。高脂血症患者胆固醇每日摄入应在 300 mg以下,少食高饱和脂肪和高糖的食品并忌酒。

饮食中,饱和脂肪酸含量增多可明显升高血总胆固醇水平。饱和脂肪酸主要存在于肉、蛋、乳脂等食品中。如已患冠心病或其他动脉粥样硬化症,每日摄取的胆固醇应减少至 200 mg。动物内脏(肝、肾、肚、脑等)及羊油、牛油、猪油(肥肉)、蛋类(主要是蛋黄),海产食品中墨鱼、干贝、鱿鱼、蟹黄等均含很多胆固醇,应加以限制。摄入肉类每日超过 75 g、蛋类每周超过 4 个、食用油类煎炸食品每周超过 5 次,都是不合理的膳食。果蔬、豆类食品含脂肪少,可经常食用和适当多吃,例如苹果、猕猴桃、柚子等维生素、纤维素含量较高而含糖量低的食物。代茶饮用的中药材如山楂片、决明子等,决明子还有助于降血压。海产品如海带、紫菜等。深色或瓜类蔬菜如胡萝卜、南瓜、冬瓜、苦瓜、甘蓝、菠菜等,其中苦瓜有良好的清热作用,对肥胖伴有湿热的患者效果更好。蕈类食物如蘑菇、草菇、香菇等,是一种高蛋白质、低脂肪、富含维生素的健康食品,且有一定的抗癌作用。洋葱富含多种维生素和微量元素,几乎不含脂肪,能起到降低有害血脂、软化血管的作用。豆类如黄豆、黑豆、红豆等,它们是蛋白质的良好来源,也是防治血脂异常症和冠心病的健康食品,对预防心脑血管疾病非常有益。茶叶中所含的茶色素可降低血总胆固醇，防止动脉粥样硬化与血栓形成，绿茶比红茶效果更好。但是一定要注意饮茶的时间，尽量避免空腹饮茶，服药前后半小时内不要饮茶，饭前饭后半小时内不要饮茶。建议以脱脂牛奶替代全脂牛奶。增加不饱和脂肪酸的摄入，用橄榄油或茶籽油代替其他烹调用油，适当食用一定的坚果类食品。

另外，血脂高的人也需要控制一日的总热量的摄入，肥胖的轻体力劳动者建议每日热量控制在 25 kcal/kg 体重[体重应按理想体重计算，理想体重(kg)＝身高(cm)－105]。

饮食控制是需要长期坚持的，每个人应根据自己的个人习惯和经济能力制订合理的食谱，这样才能做到持之以恒，有效地控制自己的体重和血脂水平，预防心脑血管疾病的发生。

## 血脂异常患者如何进行运动

运动疗法是控制高脂血症的基础疗法之一，研究业已证明经常性运动锻炼可增加胆固醇的降解，加速乳糜微粒的清除。若将运动疗法与饮食疗法结合起来，一些较轻的血脂异常患者常可以达到"不药而愈"的目的。

饭前 1～2 小时(即空腹)进行适度运动，如定量步行、跳舞、慢跑、骑自行车等，有助于减肥。这是由于此时体内无新的脂肪酸进入脂肪细胞，能较易消耗多余的特别是产能的褐色脂肪，减肥效果优于饭后运动。

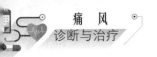

实践证明,只有运动持续时间超过大约40分钟,人体内的脂肪才能被动员起来与糖原一起供能。随着运动时间的延长,脂肪供能的量可达总消耗量的85.5%。可见,短于大约40分钟的运动无论强度大小,脂肪消耗均不明显。持久的小强度有氧运动才能使人消耗多余的脂肪。这是由于小强度运动时,肌肉主要利用氧化脂肪酸获取能量,使脂肪消耗得快。运动强度增大,脂肪消耗的比例反而相应减少。当接近大强度运动时,脂肪供能比例只占15.5%。因此运动疗法必须要有足够的运动量并持之以恒。轻微而短暂的运动对高脂血症、低密度脂蛋白胆固醇血症以及肥胖患者达不到治疗目的。只有达到一定的运动量,对血清脂质才能产生有益的作用并减轻肥胖患者的体重。

要强调呼吸运动,例如轻快的散步、慢跑、游泳、骑自行车和打网球。这些运动方式会对心肺系统产生一定的压力,从而改善心肺的健康状况。其中走跑锻炼是治疗血脂异常的一种有效的运动,可作为首选的调脂运动方式。走跑锻炼的形式包括走或跑,其动作要求为:抬头、挺胸、收腹,双眼平视,肩部放松,肘部弯曲约90°,并随走跑节奏前后摆动手臂。研究表明走跑运动可以有效改善血脂异常患者的脂肪分布,减少腹内脂肪沉积,有效预防冠心病。走跑运动的强度为最大心率的50%～59%,每次锻炼时,有效运动时间应达到30～60分钟,每天锻炼1次,每周锻炼5天。运动强度和持续时间应在数周后逐渐增加。肥胖患者和惯于久坐的患者也应在数月后逐渐增加运动强度和持续时间,以便更大程度地减轻体重。

另外,有部分患者合并严重高血压、心血管疾病如急性心肌梗死、冠脉综合征、严重心律失常、严重糖尿病或肝肾功能不全则不宜进行运动,应当等上述疾病得到控制后再进行适量运动。

## 怎样预防动脉粥样硬化

动脉粥样硬化性疾病包括冠心病、脑卒中、腹主动脉瘤和外周动脉疾病,是心血管疾病致残、致死的主要原因。动脉粥样硬化性疾病的发生发展是一个漫长的过程,无症状动脉粥样硬化早在儿童时期就已经存在,常在首次发病就有致死、致残的高风险。根据《2019 中国卫生健康统计年鉴》统计,2018 年我国城市居民死亡人数,冠心病占 120.18/10 万人,脑动脉粥样硬化占 128.88/10 万人,依次是高病死率疾病的第二和第三位,合计超过总死亡人数的 40%。故增加预防措施,可减少疾病的发生率。

1. 控制血脂

(1) 正常人群每 2～5 年检测 1 次血脂;40 岁以上人群至少每年进行 1 次血脂检测。

(2) 所有血脂异常患者首先进行治疗性的生活方式改变。

(3) 根据是否合并其他疾病决定治疗方案和血脂目标值。低密度脂蛋白(low density lipoprotein, LDL)是降脂治疗的首要目标,首选他汀类药物。希腊阿托伐他汀与冠心病评估(GREek Atorvastain and CHO Evaluation, GREACE)研究发现,阿托伐他汀相对于普通治疗能更有效降低血清尿酸,且每降低 59.5 $\mu$mol/L(1mg/dl),心血管事件危险性就降低 23%,如患

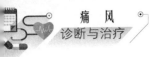

者合并痛风,可优先选择。

2. 戒烟

吸烟是心血管疾病重要的致病因素,原则上也是唯一能够完全控制的致病因素。戒烟治疗所花费用远远低于药物治疗的费用,或者不产生费用,因此戒烟是挽救生命最经济的干预措施。

3. 控制血糖

糖尿病是动脉粥样硬化性疾病的重要危险因素。与无糖尿病患者比较,糖尿病患者心血管疾病风险增加2～5倍,缺血性脑卒中风险增加1.8～6倍,有症状的外周动脉疾病风险增加4倍,未来10年发生心肌梗死危险概率高达20%。1999年美国心脏协会(AHA)《糖尿病与心血管疾病指南》明确提出:"糖尿病是心血管疾病"。详见痛风伴随疾病的治疗有关1型及2型糖尿病如何治疗章节。

4. 控制血压

(1) 健康成人每2年检测血压1次,40岁以上成人至少1年检测血压1次。

(2) 所有高血压患者血压降至140/90 mmHg 以下,如能耐受,还应降至更低,糖尿病、脑卒中(中风)、心肌梗死以及肾功能不全和蛋白尿患者至少降至130/80 mmHg 以下。

5. 调整生活方式

(1) 平衡膳食:①每日应摄入蔬菜300～500 g,水果200～400 g,谷类250～400 g,胆固醇少于300 mg,食用油少于25～30 g,饮水量1 200 ml;②限制饮酒,每日控制啤酒300 ml 或红酒100 ml 或白酒50 ml;③减少钠盐摄入,每日食盐控制在6 g

以内,钾盐摄入≥4.7 g。

(2) 规律运动:①每周至少 5 天、每天 30 分钟的中等强度有氧运动,或每周 3 天、每天 20 分钟的高强度有氧运动,避免连续 2 天不运动;②推荐每日快步走>6 000 步,速度是 100 步/分。

(3) 控制体重:维持体重指数(BMI)在 18.5～23.9 kg/m²;男性腰围<85 cm,女性腰围<80 cm。

# 中药抗动脉硬化的机制如何

中医学无动脉硬化的概念,根据现代医学对动脉硬化的研究,以及动脉硬化形成后对机体的影响,可以把动脉硬化归入中医学"胸痹""真心痛""头晕""中风"等范畴。有学者还提出,动脉硬化还散在于中医学"偏枯""痰证""消渴""瘀证"等病的记载中。

动脉硬化病位主要在血脉。中医学对动脉硬化的病因病机可以概括为痰浊、血瘀、气虚、热毒,属本虚标实之证。能抗动脉硬化作用的中药多具有活血化瘀、除湿化浊、祛痰散结、平肝息风、清热解毒之功效。复方用药多于单味药。药理分析其主要含挥发油、黄酮类、酚类、皂苷、蒽酮及萜类。

抗动脉硬化的中药根据其药物作用机制,可分为如下几类。

(1) 调脂类。此类药可通过减少外源性脂质吸收、抑制内源性胆固醇合成、促进脂质转运和清除、加速其排泄等多种途径调节血脂。其中又可分为 3 类:①通过轻泻,促进肠内脂质排泄,减少吸收,如大黄、虎杖、决明子、何首乌;②通过所含植物固醇竞

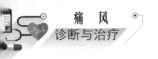
争酯化酶和多糖类与胆盐结合,减少胆固醇的吸收,如蒲黄、藻类等;③调节脂代谢酶,抑制内源性脂类合成,影响脂类在体内的转运与排泄,如菊花、郁金、何首乌、川芎、刺五加和山楂。

(2) 介导低密度脂蛋白受体(low density lipoprotein receptor, LDLR)类。姜黄水提部分和醇提部分均能上调LDLR活性。茶多酚有促进LDLR活性增加的作用。

(3) 抗氧化类。活性氧、自由基本身对血管壁细胞具有毒性作用,并且可与其他因素协同作用,造成血管的微损伤,导致动脉粥样硬化。可抗氧化的中药有当归、绞股蓝等。

(4) 抗炎、保护血管内皮类。炎症刺激血管壁导致血管壁内皮细胞功能受损,引起脂蛋白浸润,同时释放生长调节因子,使平滑肌细胞增生并合成包括弹性纤维蛋白、胶原纤维和蛋白多糖的基质成分,最终形成纤维斑块。具有抗炎、保护血管内皮功能的中药有三七、黄芪等。

(5) 抑制血小板功能类。现在已知许多属于活血化瘀、补气理气、化湿祛痰、清热解毒的中药具有抑制血小板聚集,调节前列环素(prostacyclin, PGI2)/血栓素A2(thromboxane A2, TXA2)的平衡以及降低血浆纤维蛋白原、血小板颗粒膜蛋白等方面作用,如三七、刺五加、丹参、水蛭等。

## 哪些食物有软化血管作用

动脉粥样硬化病变最初从小儿开始,以后随着年龄的增长,动脉粥样硬化的病理改变逐渐发展,症状越来越明显并增多,直至心、脑、肾、眼等发生病变。预防动脉粥样硬化可以通过合理饮食,从多食用具有软化血管功能的食物做起。

1. 主食类

(1) 玉米。玉米含有丰富的亚油酸、镁、维生素 E 等,具有降血胆固醇,防治高血压、动脉粥样硬化作用。镁还具有扩张血管、维持心肌功能的作用。

(2) 荞麦。荞麦中含有一些特殊营养成分,如苦味素、叶绿素、荞麦碱、芦丁(芸香苷)、黄酮类等成分。其中尤其是芦丁对降压作用明显;黄酮类具有增强心肌泵功能,增强冠状动脉的供血量,预防冠心病和心律失常。

(3) 燕麦。燕麦含有丰富的亚油酸、活性酶纤维、燕麦胶等,是降低胆固醇、防止动脉粥样硬化的食物。

(4) 大豆。大豆中含有丰富的黄酮类、食用纤维、不饱和脂肪酸、卵磷脂、磷脂酰胆碱、钙等,大豆粉可增加粪便中固醇类的排泄,明显降低血中胆固醇浓度,具有良好的降血脂和预防动脉粥样硬化等作用。最新发布的《无症状高尿酸血症合并心血管疾病诊治建议中国专家共识》(第 2 版)特别指出:豆腐虽为高蛋白质食物,但其制作过程中流失多数嘌呤,故食用豆腐不会显著增加血尿酸。

(5) 红薯。红薯含有丰富的 β 胡萝卜素、维生素 C、食用纤维和糖类。它的特点是可供给人体大量胶原及黏液多糖类物质,可使动脉血管保持弹性。β 胡萝卜素和维生素 C 的强有力的抗氧化作用,可预防脂质过氧化,有很好的预防动脉粥样硬化

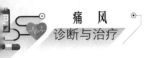

作用。

2. 蔬菜类

蔬菜类在预防动脉粥样硬化、软化血管中起重要作用,其中较好的有以下几类。

(1)南瓜。南瓜含有多种生理活性成分,其中胡萝卜素、钴的含量都是瓜类中最高的,铬的含量为一般食品的50多倍,是目前能延缓衰老、健康长寿的保健营养食品。

(2)胡萝卜。胡萝卜中含有丰富的β胡萝卜素、槲皮素、山奈酚、食用纤维等,具有降血脂、抗氧化、预防脂质过氧化作用。

(3)大蒜、洋葱。大蒜有舒张血管、抗血小板凝集和阻止胆固醇的生物合成作用,并兼有杀菌解毒作用。近年来发现洋葱含有能刺激血溶纤维活性成分,是唯一含有前列腺素的植物。因此,洋葱能扩张血管、降低血脂,促进钠盐排泄,从而具有降低血压、缓解冠心病和对抗儿茶酚胺的作用。

(4)紫色茄子。含多种维生素和微量元素,尤其含有维生素P和皂角苷等,具有降血脂、改善血管弹性的功能。

(5)姜。生姜中富含油树脂和胆酸,阻止胆固醇的吸收,同时促进胆固醇的排泄,使血中胆固醇下降,对预防动脉粥样硬化作用良好。另外生姜中的辛辣和芳香气味挥发油,对防止血液凝固和增加血液循环均有良好作用。

(6)菇类。菇类富含多种维生素和微量元素,并含有优质蛋白、不饱和脂肪酸,不含胆固醇,具有明显的降脂作用。尤其是黑木耳能明显降低血黏稠度,不仅能预防动脉粥样硬化,而且对预防血管血栓形成也有良好作用。痛风及高尿酸血症患者宜少量食用。

(7) 绿色蔬菜。绿色蔬菜中含叶酸,可有效清除血液中过多的同型半胱氨酸,防止动脉粥样硬化。

# 预防动脉粥样硬化有哪些食疗方

根据已知的实验和临床研究结果,常用抗动脉粥样硬化的食疗中药包括:①山楂,山楂黄酮可以清除自由基、预防脂代谢紊乱、抗氧化;②茶叶,茶多酚可改善内皮细胞功能,防止动脉粥样硬化;③枸杞子、荷叶、何首乌、决明子,可以调脂、防止动脉粥样硬化;④昆布有高含量可溶性纤维,海带纤维可预防甘油三酯升高,但合并高尿酸血症或痛风者需减少食用。

结合可以软化血管、抗动脉粥样硬化的食物,可组合做成以下食疗方。

1. 茶饮类

(1) 丹参、何首乌、泽泻、决明子各 10 g,大黄 2 g,用沸水冲泡,代茶频饮。

(2) 枸杞子、菊花各 6 g,用沸水冲泡,代茶频饮。

(3) 百合、薏苡仁各 20 g,煮汤,每日 1 剂。

(4) 鲜山楂 20 g,生槐花、嫩荷叶、草决明各 10 g,共入锅中煎煮,去渣滤出汁液,加少量白糖,频频饮之,每日 1 剂。

2. 粥食类

(1) 首乌芹菜粥:何首乌 50 g 入砂锅煎取浓汁,粳米 300 g

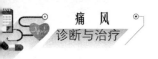

与首乌汁同煮,粥将好时,放入芹菜末 100 g、瘦猪肉末 100 g,煮至米烂,加盐、味精调味即可。早晚服食。

(2) 玉米粥:玉米研细粉 100 g,粳米 300 g 同煮粥,用白糖调味食用。

3. 菜肴类

(1) 番茄烧豆腐:番茄 50 g,豆腐 250 g,炒菜食用,每日 1～2 次。

(2) 芹菜胡萝卜冷盘:嫩芹菜梗 250 g 切成寸长,用沸水煮 3 分钟捞起,胡萝卜 100 g 切丝,用沸水焯熟,冷却后加调料拌和食用。

4. 小食类

(1) 鸡血藤首乌卤黑豆:鸡血藤 250 g,制首乌 250 g,黑豆 500 g。武火煮沸,文火久炖,至黑豆烧烂、药汁快干时为好,离火冷却。然后将黑豆晒干或烘干,装瓶收贮,当零食吃,每服 30～50 粒。

(2) 糖大蒜方:取大蒜适量,红糖 150 g。先将红糖放入沸水搅溶,再将大蒜浸泡在糖汁中,15 日后每日早晨空腹吃糖大蒜 1～2 瓣,连服 10～15 日。

## 痛风合并肾功能不全患者治疗时应注意哪些

(1) 不同病期选择不同药物。肾功能不全患者在痛风急性期可选用秋水仙碱或非类固醇类抗炎药物(NSAID)。秋水仙碱可诱发神经肌肉病变,出现无力、血肌酐升高,当出现腹泻、腹肌痉挛、恶心等不适时需要减少秋水仙碱用量或停药。低剂量的 NSAIDS 可抑制尿酸盐的分泌,高剂量时有促尿酸的排泄作用,但同时也会带来肾血流动力学变化,引起高血压及高血钾。故二者均适合短期应用,并需检查肝肾功能、血常规。

缓解期首先考虑抑制尿酸合成药物,别嘌醇对大部分肾功能不全合并高尿酸血症患者有效,但要注意过敏及骨髓抑制。对于肾小球滤过率>30 ml/min 的患者亦可考虑应用促尿酸排泄药物,新一代促尿酸排泄药物苯溴马隆相对比较安全。肾功能不全患者体内酸性代谢废物增多,尿液偏酸性不利于尿酸排泄,碱化尿液对于肾功能不全患者增加尿酸排泄有更加重要的意义。

(2) 小剂量开始,根据肾功能情况调整用量。降尿酸药从小剂量逐渐增量过程中,需监测患者的肝肾功能进行剂量调整。对于肾功能不全者,别嘌醇的剂量应相应降低,肌酐清除率为 60～89 ml/min、30～59 ml/min 和 10～29 ml/min,应分别调整为 200 mg/d、100 mg/d 和 50～100 mg/d。而肌酐清除率<10 ml/min 者,使用需谨慎。对于肾小球滤过率<30 ml/min 的患者不建议应用促尿酸排泄药物。

(3) 根据肾功能、24 小时尿酸排泄总量及痛风石形成情况选择不同药物。对于 60 岁以下、肾功能正常或轻度损害(Ccr>50 ml/min)、无痛风石和肾结石、正常饮食下 24 小时尿尿酸低于 700 mg(4.167 mmol)的患者,应选择排尿酸药。而对于有中等程度以上肾功损害(Ccr<35 ml/min)、普通饮食情况下 24 小时

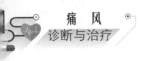

尿酸量大于 800 mg(4.76 mmol),或有痛风石的患者应选抑制合成尿酸药或促进尿酸分解药。总体来说,肾功能不全早中期以选促尿酸排泄药为主,肾功能不全中晚期以选抑制尿酸合成或促进尿酸分解药为主。

(4) 用药要规范。有些病人用药不规范,把降尿酸药当作消炎镇痛药使用,急性发作时用药,发作过后停药。这种做法常适得其反,因为当关节炎急性发作时,体内促肾上腺皮质素骤然增加,肾脏排尿酸量增多,血尿酸下降,此时再用降尿酸药,血尿酸水平会迅速降低,以致关节内外尿酸水平悬殊,关节炎随之发生。正确的做法是在急性关节炎发作时尽量不用降尿酸药,待关节炎过后再用。

## 痛风合并肿瘤患者化疗时应注意些什么

一些对化疗药物敏感或者肿瘤负荷大、增殖迅速的肿瘤细胞经有效治疗后,大量肿瘤细胞溶解坏死破坏,快速释放其内容物而导致的一组代谢异常和电解质紊乱的症群,以高尿酸血症、高钾血症、高磷血症、低钙血症、代谢性酸中毒和肾功能不全为特征,称为急性肿瘤溶解综合征(acute tumor lysis syndrome, ATLS)。其发病机制是大量细胞溶解破坏,释放其内容物导致代谢异常和电解质紊乱。细胞内钾被大量释放到血液,引起高钾血症;幼稚淋巴细胞所含磷比成熟淋巴细胞多约 4 倍,因而淋巴系统肿瘤细胞溶解时血磷大多增高,磷酸根离子与血液中的游离钙结合,故高血磷引起继发性低钙血症;核酸大量释放,嘌呤分解产物引起高尿酸血症;尿酸沉积于肾远曲小管及集合管造成肾小管堵塞,以及肾血流灌注的改变最终引起急性肾功能衰竭。急性肿瘤溶解综合征多发生于初次接受化疗后早期。其临床表现轻重不一,可不突出或被原疾病症状所掩盖。除了生化表现的"三高一低"(高尿酸血症、高钾血症、高磷血症、低钙血症)之外,一般症状表现为疲劳、恶心、呕吐、纳差、嗜睡、乏力、大汗、稀便、心律失常等,或原有症状急剧恶化及出现各种代谢紊乱的相应表现。急性肾功能不全和高尿酸血症几乎见于所有患者;高钾、高磷、低钙和乳酸脱氢酶增高见于约85%的患者。

故而临床上恶性肿瘤患者化疗若合并痛风时,要积极采取预防措施。对体积偏大而对化疗药敏感的肿瘤,化疗在开始用药时注意剂量偏低,同时还要纠正脱水;服碳酸氢钠(小苏打)调整尿 pH 到 7 或以上,使尿酸结晶易于溶解,以利于尿酸的排泄。但是碱性尿易使钙磷沉积而从另一方面损害肾脏,并且碱化尿液时可能引发碱中毒,加重低钙血症症状,故应使尿 pH 维持在7.0～7.3;同时,推荐使用重组尿酸氧化酶(拉布立酶),迅速分解尿酸,以改善肾功能。治疗期间一旦发生急性肿瘤溶解综合征,最初的干预措施包括积极的静脉解液和纠正电解质紊乱,同时暂停针对肿瘤的治疗如化疗、放疗等。治疗的原则主要是迅速纠正代谢异常,防止出现危及生命的并发症。

# 痛风患者的生活保健

## 什么是人体内的三把"扫帚"

人体就像一部机器,在每日不眠不休的工作中,总有一些废物储存在体内,久而久之,对人体造成不可逆转的伤害。不过请不要担心,因为人体有三把"扫帚"经常为人体进行"大扫除",而我们则需要用好三把扫帚。

(1)第一把"扫帚"称为"物理扫帚",主要是指膳食纤维,包括纤维素、半纤维素、果胶等。它们具有独特的物理特性,能像"海绵"一样吸附肠道内的代谢废物以及随食物进入体内的有毒物质,并及时排出体外,缩短有毒物质在肠道内的滞留时间,减少肠道对废毒物质的吸收;同时它们又像一把"刷子",可清除黏附在肠壁上的废毒物质和有害菌,使大肠内壁形成光滑的薄膜,利于食物残渣快速通畅地排出体外。要用好"物理扫帚",就要注意补充膳食纤维。一般地说,蔬菜中膳食纤维含量比较多,平时如果能适当注意增加蔬菜的摄入量,即可满足人体对膳食纤维的需要。

(2)第二把"扫帚"称为"化学扫帚",主要是指抗氧化剂,如维生素 E、维生素 C、胡萝卜素、类黄酮等。维生素 E 是最重要的自由基清除剂,能阻止脂质的过氧化作用,防止动脉粥样硬化导致的脑卒中和心肌梗死。维生素 C 有多种抗氧化特性,并可去除有氧化作用的空气污染物的毒性。随着年龄的增长,人体的自由基清除能力有所下降,这时需要补充一定的抗氧化剂,以延缓衰老和维护健康。蔬菜富含维生素 C 和维生素 E 等,有助于"化学扫帚"功能的发挥,每 100 g 维生素 C 含量在 40 mg 以上的蔬菜有青椒、油菜、花椰菜、苦瓜、豆瓣菜(西洋菜)、西兰花等。

(3) 第三把"扫帚"称为"生物扫帚",指抗氧化剂酶以及居住在肠道内的益生菌。在酶类清除剂中最出名的是超氧化物歧化酶、过氧化氢酶、谷胱甘肽过氧化物酶等,由于体内抗氧化防御机制并不完全有效,因此也需通过膳食补充。大蒜含丰富的超氧化物歧化酶。另外,红色、紫色蔬菜,诸如紫甘蓝、紫菜尖、红豇豆、萝卜等,它们都具有较强的抗氧化功能。居住在肠道内的益生菌能抵制腐败菌的滋生,抵御病原菌的侵害,经常喝点酸奶能补充益生菌,可以更好地发挥"生物扫帚"的功能,清除体内垃圾。

此外,还要注意少饮咖啡、可乐及其他含咖啡因的饮品,尽量戒烟戒酒,人体毒素排出之后,还要及时调理气血,使新陈代谢及内分泌正常。

## 生活方式与健康的关系如何

世界卫生组织对人的健康评价认为,人的健康获得:15%取决于遗传因素,10%取决于社会条件,8%取决于医疗条件,7%取决于自然环境,60%取决于个人的生活行为方式。第十三届世界健康教育大会指出:"人类 60%左右疾病发生的主要原因是

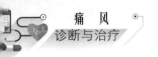

不健康的生活方式引起,而其中 70%～80% 的人又死于不健康生活方式引起的许多非传染性慢性疾病"。据资料介绍,全球每年因心脑血管疾病死亡人数达 1 500 万～1 700 万人,如果能以健康的生活方式代以不良生活方式和行为,其中 50% 的人的生命可以得到挽救。我国目前高血压患者已达 1.6 亿人,高血脂者接近 2 亿人,肥胖者 6 000 万人,糖尿病患者超过 3 000 万人,还有更多的隐性糖尿病患者没有被发现。一位日本医学专家生动地说:"多生产 1 辆小轿车,就多发生 1 例糖尿病患者"。可见,生活方式与健康有密切的关系。

世界卫生组织曾提出一份《新的疾病分类与干预对策》报告,将人类疾病及其产生的原因分为四大类,其中提出一类是由于现代生活中各种不良生活方式引起的文明病、富贵病等。上述高血压、高血脂、高尿酸、肥胖、糖尿病和脂肪肝、胆石症等多是不良生活方式造成的后果。美国哈佛大学医学院博士、加州预防医学研究会会长迪恩·奥内什(Dean Ornish) 2005 年开展了一项关于前列腺癌症的研究。通过随机对照实验发现,如果前列腺癌症患者控制饮食,少吃动物肉制品、多锻炼,就能有效地控制前列腺癌细胞的繁殖速度,延长患者的生命。他们找来30 名患有早期前列腺癌的男性患者,帮助他们改变生活方式,控制饮食,适度锻炼,并通过心理干预来保持患者积极乐观的心态。3 个月试验后,这些患者体内的许多与癌症有关的基因发生了显著的变化,一些能够促进癌细胞增殖的基因活性下降了,而另外一些能够杀死癌细胞的基因活性增强了。奥内什认为:"健康的生活方式很有可能会对很多其他类型的癌症有抑制作用"。

美国科罗拉多大学科学家安德烈·皮茨因（Andrey Ptitsyn）和他的研究小组用"基因芯片"研究了光线对小鼠基因表达水平的调控作用。皮茨因和他的同事们惊讶地发现，所有2万种基因的表达水平都受到了光线的影响，无一例外。一个针对11万人的调查发现：那些每星期工作超过60小时的人，他生病或有意外事件的概率比工作40小时的人提高20%。这些超时的工作者，常会失去生活的适当情节、朋友的交往及家庭的亲情，引起疲倦、工作效率降低而伤害到身体。

因此，过度劳累、疏于锻炼、心理压力过大、饮食不规则等都可以伤害到我们的健康，也是诸多疾病发生的重要诱因。

## 为何要定期体检

有人说，看病与查病虽然一字之差，却反映了人的两种状态：前者缘于疾病所迫，是一种被动行为；后者则体现了预防为主的思想，属于主动保健的范畴——而这正是医学专家着力倡导的"现代保健观"的核心所在。我们认为：健康体检是一项人生重要的"投资"，物美价廉，给予我们一份维护健康、改善生存质量的丰厚回报。那么，到底有哪些回报呢？

第一，发现隐患。如果你是一位无慢性疾病史的健康人，健康检查可以发现体内处于隐匿状态的疾病，在早期就将其"侦察"出来，并"绳之以法"。就拿常见病来说，比如高血压、高血脂，当血压、血脂升高不明显时，一般患者并无明显症状，而等到出现

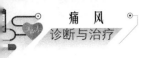

不适时,常常已经出现心、脑、肾等靶器官的损害。事实上这些疾病通过简单的体检就可以早期发现,防患于未然,并且有效保护靶器官不受损害。中医学的"上工治未病"讲的就是这个道理。

第二,寻找各种不适的病因。现在的体检虽然简单,却有其全面性。虽然检查的内容比较简单和表浅,却能够发现疾病端倪,由此再进一步进行详细检查,有助于早期找到病因,避免因误诊、误治而带来的经济浪费与健康损失,又可以减少医疗费用的巨大浪费,在粗筛之后再进一步细查。如有患者反复心悸,伴有胸闷、消瘦,自己怀疑心脏病,而在体检后发现是甲状腺功能亢进症,治疗后心悸、胸闷明显减轻。

第三,对于既往有慢性疾病史的患者,定期体检有助于全面评估患者整体病情。疾病不是一成不变的,有可能随着病程变化而变化,建立治疗的整体观,有助于早期发现疾病的并发症。根据当前病情调整治疗方案,通过适时地调整生活方式、药物治疗,既治病又防病。

有三类人应坚持定期体检:一是存在不健康的生活方式的人群,如果每年能做 1 次体检,就可以及时纠正不健康的生活方式,从而保护心、肝等生命器官免受其害;二是 40 岁以上的亚健康人群,研究表明,亚健康在中年人群中明显升高,若继续不予理会,他们中 2/3 将死于心脑血管疾病,1/5 死于肺部疾病、糖尿病、过劳或意外,1/10 死于肿瘤;三是慢性病患者,例如,糖尿病患者至少每个月查 1 次血糖,乙肝患者每半年做 1 次肝脏 B 超以及病毒检查,胃溃疡患者定期做胃镜检查,高尿酸血症患者至少每半年检查 1 次血尿酸,目的是随时掌握自己的疾病进展情况,及时调整治疗方案,以获得最佳治疗效果。

## 如何走出"亚健康"

要回答这个问题需要先回答:什么是亚健康? 20 世纪 80 年代,苏联学者布赫曼教授首先提出,人们除了健康状态和疾病状态外,还存在一种非健康非患病的中间状态,国外将其称为"第三状态"。我国将其称为"亚健康状态",也称灰色状态、病前状态、亚临床状态、临床前期、潜病期等,包括无临床症状或症状轻微,但已有潜在病理信息的状态。于是,亚健康被定义为:"是人们在身、心、情感方面处于健康与疾病之间的健康低质状态与体验,是非器质性改变或未确诊为某种疾病,但身体出现功能上的变化的状态(或称部分失衡的状态)"。其中更强调的则是没有局部病理变化。亚健康不仅是大多数慢性非传染性疾病的病前状态,而且影响工作效能和生活、学习质量,导致精神、心理疾病,影响睡眠质量,加重身心疲劳,甚至影响健康寿命。近年来,以英国为首的一些西方国家又一次提出了 100 多年前曾提出过的作为保健金科玉律的"维多利亚宣言",以"合理膳食、适量运动、戒烟限酒、心理平衡"作为健康的四大基石。这也是我们走出亚健康状态的利器。

良好的生活习惯是调理亚健康的基本条件,包括合理均衡的饮食结构、戒烟限酒、坚持适量运动、注意睡眠休息、起居有常、养成良好的喝水习惯、保持正常体重、劳逸适度。除了需要培养良好的生活习惯外,还需要重视良好心理状态的培养。人

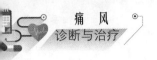

类生活在社会中,只有融入社会、适应社会,调节好自己的心理状态才能获得快乐和健康。现代医学认为,良好的心理状态有助于调节身体功能达到最佳状态,提高机体免疫力。相反,不良的心理状态和情绪,可导致机体免疫力下降,引起各种疾病的发生。目前研究发现,亚健康状态的人群多数在焦虑和抑郁状态,需要心理治疗和医生的帮助,适量服用维生素、微量元素,酌情用小量药物改善睡眠、增强免疫力,抗疲劳、抗抑郁是有效的干预方法。曾有哲人提出养心之道:人要有慈爱心,要心地善良,有宽容之心;要讲正气,不与邪气为伍,要忘记过去不顺心的事,要奉献而不求回报。施比受更有福,这话有很高的哲理。有了这样的处世理念,自然而然会有平和的心境。中医养生学中有一句话,叫"恬淡虚无,真气从之"。就是说当心情处在一种非常平静的状态的时候,气血就会正常地运行,这种正常的运行是维持生命活动的重要功能。反之,当情绪出现异常变化的时候,就会使得气血产生逆乱,进而导致疾病。中医学通过辨证治疗、针灸、推拿等方法也能够帮助调节气血功能。

## 食物按嘌呤含量如何分类

嘌呤是存在于人体内的一种物质,主要以嘌呤核苷酸的形式存在,在人体内嘌呤氧化而变成尿酸。外源性嘌呤主要来自食物摄取,占总嘌呤的20%,依照食物嘌呤含量将食物分为下列4类。

1. 嘌呤含量很少或不含嘌呤的食品(每100 g食品中嘌呤含量<25 mg)

谷类食品有精白米、富强粉、玉米、精白面包、馒头、面条、通心粉、苏打饼干;蔬菜类有卷心菜、胡萝卜、芹菜、黄瓜、茄子、莴苣菜球、甘蓝、莴苣、刀豆、南瓜、西葫芦、番茄、萝卜、厚皮菜、芜青甘蓝、红薯、土豆、泡菜、咸菜;蛋类;乳类有各种鲜奶、炼乳、奶酪、酸奶、麦乳精;各种水果及干果类;糖及糖果;各种饮料包括汽水、茶、巧克力、咖啡、可可等;各类油脂;其他如花生酱、果酱等。

2. 嘌呤含量较少的食品(每100 g食品中嘌呤含量为25~75 mg)

芦笋、菜花、四季豆、青豆、豌豆、菜豆、菠菜、蘑菇、麦片、青鱼、鲱鱼、鲑鱼、鲥鱼、金枪鱼、白鱼、龙虾、蟹、牡蛎、鸡、火腿、羊肉、牛肉汤、麦麸、面包等。

3. 嘌呤含量较高的食品(每100 g食品中嘌呤含量为75~150 mg)

扁豆、鲤鱼、鳕鱼、大比目鱼、鲈鱼、梭鱼、鲭鱼、贝壳类水产、熏火腿、猪肉、牛肉、牛舌、小牛肉、鸡汤、鸭、鹅、鸽子、鹌鹑、野鸡、兔肉、鹿肉、肉汤、肝、火鸡、鳗及鳝鱼。

4. 嘌呤含量特高的食品(每100 g食品中嘌呤含量为150~1 000 mg)

胰脏(每100 g含嘌呤为825 mg)、凤尾鱼(每100 g含嘌呤为363 mg)、沙丁鱼(每100 g含嘌呤为295 mg)、牛肝(每100 g含嘌呤为233 mg)、牛肾(每100 g含嘌呤为200 mg)、脑(每100 g含嘌呤为195 mg)、肉汁(每100 g含嘌呤为160~400 mg)。

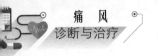

特别注意:脂肪含量高的食品应控制食用。

表4　常用食物嘌呤含量　　单位:mg/100 g

| 食物名称 | 嘌呤 | 食物名称 | 嘌呤 | 食物名称 | 嘌呤 | 食物名称 | 嘌呤 | 食物名称 | 嘌呤 |
|---|---|---|---|---|---|---|---|---|---|
| 面粉 | 2.3 | 小米 | 6.1 | 大米 | 18.1 | 大豆 | 27.0 | 核桃 | 8.4 |
| 栗子 | 16.4 | 花生 | 33.4 | 洋葱 | 1.4 | 南瓜 | 2.8 | 黄瓜 | 3.3 |
| 番茄 | 4.2 | 青葱 | 4.7 | 白菜 | 5.0 | 菠菜 | 23.0 | 土豆 | 5.6 |
| 胡萝卜 | 8.0 | 芹菜 | 10.3 | 青菜叶 | 14.5 | 菜花 | 20.0 | 杏子 | 0.1 |
| 葡萄 | 0.5 | 梨 | 0.9 | 苹果 | 0.9 | 橙子 | 1.9 | 果酱 | 1.9 |
| 牛奶 | 1.4 | 鸡蛋 | 0.4 | 牛肉 | 40.0 | 羊肉 | 27.0 | 母鸡 | 25.0～31.0 |
| 鹅 | 33.0 | 猪肉 | 48.0 | 小牛肉 | 48.0 | 肺 | 70.0 | 肾 | 80.0 |
| 肝 | 95.0 | 鳜鱼肉 | 24.0 | 枪鱼 | 45.0 | 沙丁鱼 | 295.0 | 蜂蜜 | 3.2 |
| 胰 | 825.0 | 凤尾鱼 | 363.0 | 牛肝 | 233.0 | 牛肾 | 200.0 | 脑 | 195.0 |
| 肉汁 | 160.0～400.0 | | | | | | | | |

## 痛风患者的饮食原则是什么

饮食是痛风发病的重要因素,因此饮食控制是痛风治疗中重要的一环。痛风患者的饮食原则可归纳为以下10条。

(1) 限制嘌呤的摄入:禁食含高嘌呤食物,发作期嘌呤摄入量应控制在每日低于150 mg。

(2) 调整饮食结构:在这个问题上尚缺乏统一的指南性建议。一般认为,应以低"血糖生成指数"(glycemic index, GI)谷类为主要热量供应,低嘌呤、低脂饮食,限制蛋白质摄入。但也有学者提出对痛风患者的饮食结构应重新评价,即建议应限制碳水化合物摄入,按比例增加蛋白质及不饱和脂肪酸的摄入,提高机体对胰岛素的敏感性,从而促使血尿酸排出。一组小样本研究表明严格限制嘌呤饮食可以使患者的血尿酸降低 15%～20%;另一组痛风患者给予中等度限制热量和碳水化合物,适当增加蛋白质量,以不饱和脂肪酸代替饱和脂肪酸,经过如此饮食 4 个月,血尿酸下降 18%,同时每月痛风发作的次数减少 67%。推测原因为高胰岛素血症可刺激肾小管钠氢交换,在增加氢离子排泄的同时,使尿酸重吸收增加,从而出现高尿酸血症。故提高机体对胰岛素的敏感性有利于尿酸的排泄。

(3) 低脂饮食:每日油脂摄入量应少于 50 g,因脂肪会影响尿酸的排泄。建议摄入脱脂或低脂乳类及其制品,每日 300 ml。

(4) 限制蛋白质摄入量,以补充优质蛋白质为主:每千克体重补充 0.8～1 g 蛋白质,全天蛋白质控制在 40～65 g。建议摄入鸡蛋,每日 1 个。

(5) 控制热量摄入:维持正常体重,避免过胖,但亦不提倡过度节食以控制体重。

(6) 宜多食碱性食物:碱性食物可提高尿酸盐的溶解度,有利于尿酸排出和尿酸盐溶解,加速尿酸排泄,防止结石形成。

(7) 禁食辛辣、香燥等刺激性食物。

(8) 限制食盐摄入:摄入过量的盐会加重肾脏负担,影响尿酸排泄。

(9) 严格忌酒:不推荐大量饮用富含果糖的果汁。

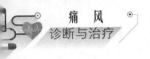
（10）多饮水：以促进尿酸排泄，要使每日尿排出量达2 000 ml以上为宜。

## 痛风患者的饮食有哪些注意事项

很多痛风患者在这样严苛的饮食控制下不知所措，特别是老年患者，常常因为"严格"的饮食控制出现营养不良，正所谓过犹不及。因此在痛风的饮食控制中还应当注意以下几点。

（1）在痛风缓解期，适当食用中低嘌呤食物，如含有嘌呤的蔬菜、豆制品如花菜、豆腐等食物。肉类食物通过适当的烹饪方法也可食用，比如肉类煮后去汤再行烹饪，不要食用浓汤，减少火锅之类饮食方式。有的患者严格控制肉类食物食用，但却喜欢在烹饪时大量使用猪油，这也是不可取的，建议尽量使用植物油。

（2）控制总能量摄入，因人而异。摄入能量以达到并维持正常体重为标准。应根据患者性别、年龄、身高、体重和体力活动等估计能量需求。在轻体力活动水平情况下（如坐姿工作），正常体重者每日给予 25 kcal/kg～30 kcal/kg 能量，体重过低者每日给予 35 kcal/kg 能量，超重/肥胖者每日给予20 kcal/kg～25 kcal/kg能量；在中体力活动水平情况下（如电工安装），正常体重者每日给予 30 kcal/kg～35 kcal/kg 能量，体重过低者每日给予 40 kcal/kg 能量，超重/肥胖者每日给予 30 kcal/kg 能量；在重体力活动水平情况下（如搬运工），正常体重者每日给予

40 kcal/kg 能量,体重过低者每日给予 45 kcal/kg～50 kcal/kg 能量,超重/肥胖者每日给予 35 kcal/kg 能量。

（3）注意适量限制蛋白质摄入,平衡各种营养素摄入。如果合并肾功能不全的患者应当采用优质低蛋白质、低嘌呤膳食,以植物蛋白质为主,动物蛋白质可选用牛奶、鸡蛋。由于牛奶和鸡蛋无细胞结构,不含核蛋白,因此不是嘌呤的来源,可在蛋白质供给量允许范围内选用,每日至少保证 1 个鸡蛋的摄入。合并高脂血症者,脂肪摄取应控制在总热量的 20% 以内,碳水化合物供能应占总热量的 60%。而合并有糖尿病者应当予以糖尿病膳食,补充足量的维生素和矿物质,如富含维生素呈碱性的蔬菜。建议每日摄入蔬菜 1 000 g,水果 500 g,蔬菜和水果中富含维生素 C、B 族维生素、铁、锌等营养素,可使尿液呈碱性。

（4）根据《中国居民膳食指南》推荐,每日每人摄入食盐应少于 6 g。高尿酸血症患者建议每日控制在 2～5 g。

（5）饮水量控制在每日 2 000～3 000 ml,以保证尿量。睡前或半夜饮水,以防止尿液浓缩。肾功能不全时水分应根据病情进行调整。

（6）建立良好饮食习惯,进食要定时、定量或少食多餐,不要暴饮暴食或一餐中进食大量肉类。少用刺激性调味料。

## 痛风患者饮水时应注意什么

痛风是由于人体血液内的尿酸值长期升高引起的疾病,痛

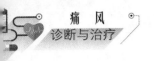
风患者应多饮水,以便增加尿量、促进尿酸排泄。适当饮水还可降低血黏度,对预防痛风并发症(如心脑血管病)有一定好处。尽管如此,但还是要讲究科学饮水、合理饮水。痛风患者饮水应注意哪些事项呢? 下面让我们来了解一下。

(1) 饮水习惯:要养成良好的饮水习惯,坚持每日饮一定量的水,不可平时不饮、临时暴饮。但从中医学角度出发,一些体内有湿邪的患者,表现为不欲饮水、身重嗜睡、肢体水肿、舌苔腻,临床上不宜大量饮水,应赴正规医院中医专科进行规范诊治,如服用健脾化湿中药等。

(2) 饮水时间:不要在饭前半小时内和饱食后立即饮大量的水,这样会冲淡消化液和胃酸,影响食欲和妨碍消化功能。饮水的最佳时间是两餐之间及晚上和清晨。晚上指晚餐后45分钟至睡前这一段时间,清晨指起床后至早餐前30分钟。

(3) 饮水与口渴:一般人的习惯是有口渴时才饮水,痛风患者应采取主动饮水的积极态度,不能等有口渴感觉时才饮水,因为口渴明显时体内已处于缺水状态,这时才饮水对促进尿酸排泄效果较差。

(4) 饮茶:我国有许多人平时喜欢饮茶,痛风患者可以用饮茶代替饮白开水,但茶含有鞣酸,易和食物中的铁相结合,形成不溶性沉淀物,影响铁的吸收。另外,茶中的鞣酸尚可与某些蛋白质相结合,形成难以吸收的鞣酸蛋白。所以如果餐后立即饮茶,会影响营养物质的吸收和易造成缺铁性贫血等。较好的方法是餐后1小时开始饮茶,且以淡茶为宜。

(5) 其他:不宜饮用纯净水。目前市场上供应的纯净水 pH

一般为6,偏向弱酸性。因此,如尿液pH经常低于6,还是以自来水煮沸烧开作为饮用水为妥。中医学讲究的是养生,所以脾胃虚寒的患者宜饮用温热的茶水以保护脾胃阳气。

上述就是关于痛风患者饮水时需注意的事项的详细介绍,当然痛风患者还应定期就诊,听取专家的指导,这样才对疾病本身有所帮助。

## 有哪些适合痛风患者的食疗方

在地球上有人类出现,就有痛风存在。痛风一词,英文为gout,大约在1270年就被欧洲的医生们采用。其含义是"沉积""聚集"。当时对痛风的认识尚不清楚,认为是由于某种毒物沉积在关节内及皮下组织而导致关节炎和痛风的发生。痛风正如其名,就好像只要风一吹就会感觉痛一样;但从另一角度来看,它也正如风吹一般,来得快,去得也快,因此被称为痛风。由于西方历史上许多著名的帝王将相均患有痛风,故痛风又称为"富贵病",别名"王侯贵族病",是伴随着强调美食且追求美食、过食的生活而产生的。今日痛风已不再是帝王贵族们的专利了,即使一般平民也会罹患痛风。

痛风是嘌呤代谢紊乱所致的全身性疾病,其发作常常与大吃大喝有关。美味佳肴常含有高嘌呤,高嘌呤最终分解代谢产生高血尿酸,因此,调节饮食构成是预防痛风发作的重要环节。痛风患者应少食中嘌呤食物,不食高嘌呤食物。这样可以降低

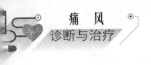

血尿酸水平,而不至于产生尿酸盐结晶,从而使关节组织免受损伤。以下介绍几则适合痛风患者的食疗方,以供大家参考。

(1) 百合薏苡仁粥:干百合 60 g,薏苡仁 60 g,粳米 50 g。将上三味洗净后放锅中煮粥,每日分中、晚两次服完,可作为痛风患者主食。

(2) 薏苡仁粥:取适量的薏苡仁和粳米,粳米与薏苡仁的比例约为 3∶1。薏苡仁先用水浸泡 4~5 小时,粳米浸泡 30 分钟,然后两者混合,加水一起熬煮成粥。

(3) 薏苡仁木瓜粥:薏苡仁 20 g,木瓜 10 g,粳米 50 g。洗净同煮粥食用。

(4) 冬瓜汤:冬瓜 300 g(去皮),红枣 5~6 颗,姜丝少许。先用油将姜丝爆香,然后连同冬瓜切片和红枣一起放入锅中,加水及适量的调味料煮成汤。

(5) 牛膝菊花茶:川牛膝、杭白菊各 5 g。将川牛膝洗净后切片,与杭白菊一同入杯,加沸水冲泡后加盖焖 5~10 分钟即可。每日 1 剂,可连续冲泡,代茶频饮,具有活血化瘀、除痹降脂的功效,主治痛风伴有血脂偏高的患者。

(6) 茅根桑枝饮:白茅根 20 g,桑枝 15 g。煎取液代茶常饮用。

(7) 白茅根饮:鲜竹叶、白茅根各 10 g。鲜竹叶和白茅根洗净后,放入保温杯中,以沸水冲泡 30 分钟,代茶饮。有利尿、预防痛风石的功效。

(8) 寄生桑枝茶:桑寄生 5 g,冬桑枝 3 g。将桑寄生、冬桑枝洗净后切成碎片,加沸水冲泡后加盖焖 10 分钟即成。代茶频饮,一般可连续冲泡多次,每日1剂,具有祛风除湿、通络补益的功效。可用于年老体虚、正气不足而见病痛迁延的痛风患者。

(9)马齿苋薏苡仁粥:马齿苋、生薏苡仁各30 g,粳米100 g,白糖适量。马齿苋、生薏苡仁与米同煮粥,熟后加入适量白糖调匀,即可食用,分2次于1日服完。经常服用,有清热、利湿、消肿的功效,可用于关节红、肿、热、痛明显的急性期痛风的辅助治疗。

(10)灵仙木瓜饮:威灵仙15 g,木瓜12 g,白糖适量。将威灵仙、木瓜放入砂锅中加水煎汤约300 ml,并加白糖适量,每日分2次服完。有通利关节、祛风止痛的功效,适用于四肢多关节肿胀疼痛、屈伸不利的痛风患者。

(11)土茯苓粥:土茯苓10～30 g,生薏苡仁50 g,粳米50 g。先用粳米、生薏苡仁煮粥,再加入土茯苓(碾粉)混均匀煮沸食用。土茯苓味甘淡、性平,有清热解毒、除湿通络的功效,可增加血尿酸的排出,适用于痛风的防治。

(12)防风薏米粥:防风10 g,薏苡仁10 g。加水煮至薏苡仁熟,每日1次,连服1周。可以清热除痹,主治湿热痹阻型痛风。

(13)薯蓣薤白粥:生怀山药100 g,薤白10 g,粳米150 g,清半夏30 g,黄芪30 g,白糖适量。先将米洗净,加入切细的怀山药和洗净的半夏、薤白,共煮,加入白糖后食用。能益气通阳、化痰除痹,适用于脾虚不运、痰浊内生而致气虚痰阻之痛风患者。

(14)百合汤:百合20～30 g,煎汤或蒸熟食,每日1剂,可长期服用,能润肺止咳、宁心安神。百合含有秋水仙碱等成分,对痛风有防治作用。

(15)百前蜜:百合20 g,车前子30 g,煎水约500 ml,加蜜

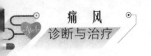

1勺,调匀服,每日1剂,能补肺益气、健脾利尿。车前子有利尿酸排出,可防止痛风性关节炎发作。

(16) 加味萝卜汤:萝卜250 g,柏子仁30 g。萝卜洗净切丝,用植物油煸炒后,加入柏子仁及清水500 ml,同煮至熟,酌加食盐即可。能养心安神、利尿渗湿,常服可预防痛风发作。

(17) 木瓜车前苡米饮:木瓜30 g,鲜车前草60 g(干车前草用30 g)、薏苡仁20 g。加水适量,煎煮20分钟,去渣取汁,不拘时当茶饮。适用于关节肿痛。

(18) 木瓜陈皮粥:木瓜、陈皮、丝瓜络、川贝母各5 g,粳米50 g。将以上原料洗净,木瓜、陈皮、丝瓜络先煎,去渣取汁,加入粳米、川贝母(切碎)煮至米烂粥稠,加冰糖适量即成。佐餐食用,随量服食。

(19) 薏苡仁山药汤:薏苡仁50 g,山药15 g,梨(去皮)200 g。将原料洗净,加适量水,武火煮沸后文火煎1~1.5小时,去渣留汁,加冰糖调味即可。随量饮用。

总之,痛风患者进补可选用百合、薏苡仁、木瓜、山药等适量食用,以甘平清润为主,不宜食用某些过分温燥的补品,如鹿茸、海马、羊肉、狗肉等,否则会诱发痛风。


## 中国人的膳食指南具体内容是什么

为了给居民提供最基本、科学的健康膳食信息,卫生部委托中国营养学会组织专家,制订了《中国居民膳食指南》(2016)。

《膳食指南》以先进的科学证据为基础,密切联系我国居民膳食营养的实际,对各年龄段的居民摄取合理营养,避免由不合理的膳食带来疾病具有普遍的指导意义。

第一部分:一般人群膳食指南

一般人群膳食指南共有6条核心推荐。①食物多样,谷类为主。②吃动平衡,健康体重。③多吃蔬果、奶类、大豆。④适量吃鱼、禽、蛋、瘦肉。⑤少盐少油,控糖限酒。⑥杜绝浪费,兴新时尚。

第二部分:特定人群膳食指南

特定人群包括孕妇、乳母、婴幼儿、学龄前儿童、学龄儿童包括青少年以及老年人,根据这些人群的生理特点和营养需要特制定了相应的膳食指南,以期更好地指导孕期和哺乳期妇女的膳食,婴幼儿合理喂养和辅助食品的科学添加,学龄前儿童和青少年在身体快速增长时期的饮食,以及适应老年人生理和营养需要变化的膳食变化,达到提高健康水平和生命质量的目的。

**1. 中国孕期妇女和哺乳期妇女膳食指南**

(1) 备孕妇女膳食指南:①调整孕前体重到适宜水平。②常吃含铁丰富的食物,选用碘盐,孕前3个月开始补充叶酸。③禁烟酒,保持健康生活方式。

(2) 孕期妇女膳食指南:①补充叶酸,常吃含铁丰富的食物,选用碘盐。②孕吐严重者可少量多餐,保证摄入含必要碳水化合物的食物。③孕中晚期适量增加蛋、奶、鱼、禽、瘦肉的摄入。④适量身体活动,维持孕期适宜增重。④禁烟酒,愉快孕育新生命,积极准备母乳喂养。

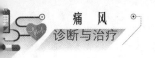
(3) 哺乳期妇女膳食指南:①增加富含优质蛋白质及维生素A的动物性食物和海产品,选用碘盐。②产褥期食物多样不过量,重视整个哺乳期营养。③愉悦心情,充足睡眠,促进乳汁分泌。④坚持哺乳,适度运动,逐步恢复适宜体重。⑤忌烟酒,避免浓茶和咖啡。

**2. 中国婴幼儿喂养指南**

(1) 6 月龄内婴儿母乳喂养指南:①产后尽早开奶,坚持新生儿第一口食物是母乳。②坚持 6 月龄内纯母乳喂养。③顺应喂养,建立良好的生活规律。④生后数日开始补充维生素 D,不需补钙。⑤婴儿配方奶是不能纯母乳喂养时的无奈选择。⑥检测体格指标,保持健康生长。

(2) 7～24 月婴幼儿喂养指南:①继续母乳喂养,满 6 月龄起添加辅食。②从富含铁的泥糊状食物开始,逐步添加达到食物多样。③提倡顺应喂养,鼓励但不强迫进食。④辅食不加调味品,尽量减少糖和盐的摄入。⑤注重饮食卫生和进食安全。⑥定期检测体格指标,追求健康生长。

**3. 中国儿童青少年膳食指南**

(1) 学龄前儿童膳食指南:①规律就餐,自主进食不挑食,培养良好饮食习惯。②每天饮奶,足量饮水,正确选择零食。③食物应合理烹调,易于消化,少调料,少油炸。④参与食物选择和制作,增进对食物的认知和喜爱。⑤经常户外活动,保障健康生长。

(2) 学龄儿童膳食指南:①认识食物,学习烹饪,提高营养科学素养。②三餐合理,规律进餐,培养健康饮食行为。③合理选择零食,足量饮水,不喝含糖饮料。④不偏食节食,不暴饮暴食,保持适宜体重增长。⑤保证每天至少活动60分钟,增加户外活动时间。

**4. 中国老年人膳食指南**

① 少量多餐细软,预防营养缺乏。②主动足量饮水,积极户外运动。③延缓肌肉衰减,维持适宜体重。④摄入充足食物,鼓励陪伴进餐。

# 预防"富贵病"的膳食原则是什么

肥胖症、糖尿病、高血压、高脂血症、痛风、脂肪肝等"富贵病",与人民生活水平的提高和膳食结构的改变如影随形,成为威胁人体健康的"隐形炸弹"。调整膳食结构,预防"富贵病"已成为共识。以下就是预防"富贵病"的膳食原则。

(1) 淡些、淡些、再淡些:世界卫生组织建议每人每日食盐的摄入量为3～5 g,对比我国居民的饮食习惯,绝大多数人摄盐都超过此限量。营养学家建议,要努力改变"咸则鲜"的观念,逐渐养成饮食淡些、淡些、再淡些的良好习惯,努力做到三口之家每月使用食盐不超过500 g为度。

(2) 让蛋白糖走进寻常百姓家:蛋白糖甜度超过蔗糖,不会产生或仅产生很低热量,对限制过甜饮食、减少蔗糖摄入量、防止"富贵病"有利。让蛋白糖走进寻常百姓家,这样既可享受蔗糖的甜味,又可克服蔗糖带来的弊端。

(3) 每日最好有1瓶牛奶:营养学家建议,对钙需求量特别

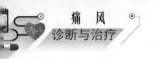

高的儿童、青少年以及老年人、妇女等特殊人群,应积极创造条件,尽可能做到每日饮 1 瓶牛奶。饮用时间可于早餐后,最为理想的是上午 9 时左右补充 1 瓶(227 g)鲜牛奶,这样不仅满足人体对钙的需要,而且摄入了良好的动物性蛋白质等营养物质,有利于健康。

(4) 每天吃 1 个蛋:蛋类是天然食品中营养价值极好的食品,可提供极为丰富的必需氨基酸,而且其构成比例非常符合人体需要。此外,蛋类也是无机盐和维生素的良好来源。

(5) 每周至少吃一顿海鱼:研究发现,鱼油特别是海鱼油中含有丰富的不饱和脂肪酸,其中二十二碳六烯酸(docosahexaenoic acid, DHA)等的作用已为人知,尤其可防止冠心病等心脑血管疾病发生。有些研究认为,每周餐桌上有一顿以上鱼类,对防治高脂血症和冠心病大有益处,同时还有预防心肌梗死和脑卒中的功效。痛风患者要适量食用。

(6) 用鸡肉、鸭肉代替猪肉:据分析,每 100 g 鸡肉含蛋白质 16.6 g,脂肪 4.1 g,而每 100 g 猪肥肉含蛋白质只有 1.6 g,脂肪含量高达 89.5 g。我们知道,脂肪摄入过多对人体健康不利,为了避免"富贵病"的发生和流行,应减少脂肪摄入量。营养学家建议,可改变以猪肉为主的动物性食物结构,增加禽类的摄入量,尽可能用鸡肉、鸭肉代替猪肉。

(7) 适量食用豆类及豆制品:"痛风患者不能吃豆腐、喝豆浆,不能吃豆制品。"这可能是在"痛风界"一个流传很广的说法。其实这是一个误区。由于蛋白质代谢可以产生嘌呤,因此很多人会把"高蛋白"等同于"高嘌呤"并且进一步等同于"导致痛风"。所以植物类食物中蛋白含量最高的大豆类食物就成了很多痛风患者敬而远之的东西。那么大豆和豆制品中的嘌呤含量到底多吗？虽然大豆本身的嘌呤含量属于中到高，每100 g干大豆中含有嘌呤201.7 mg。而新鲜的豆类如毛豆，因为自身含有水分较多，所以嘌呤含量比干大豆少。我们在日常生活中很少直接吃大豆，一般都是吃豆制品，其中最具代表性的就是豆腐和豆浆，100 g黄豆可以做1 L豆浆，做1斤豆腐，所以豆腐和豆浆都属于稀释了的黄豆，含嘌呤量很低，豆腐越嫩，含水越多，含嘌呤就越少。另外由于嘌呤是溶于水的，做豆腐要经过豆子浸泡的过程，很多嘌呤都溶于水被带走了，豆腐的嘌呤含量就更少了。另外100 g豆腐可以提供6.2 g蛋白质含23.3 mg嘌呤，而同样含23.3 mg嘌呤的牛肉只含有5.2 g蛋白质。这样算下来，豆腐是一种嘌呤含量相对低的优质蛋白来源，反而是中低嘌呤饮食中推荐的蛋白质。《中国高尿酸血症相关疾病诊疗多学科专家共识》明确指出，高尿酸血症患者提倡均衡饮食，限制每日总热量摄入。富含嘌呤的蔬菜、豆类及豆制品与高尿酸血症及痛风发作无明显相关性。所以对痛风患者大部分专家认为不推荐也不鼓励大量食用豆制品，而是应当适量摄入。

（8）每天最好吃500 g蔬菜：很多人认为，蔬菜是低档食品，其实不然。就拿大蒜来讲，它对多种细菌有着抑制或杀灭作用，还有抗癌、降脂、解毒、止血等功用。各种绿叶蔬菜中，维生素、无机盐的含量很丰富。萝卜含精氨酸、组氨酸、胆碱、淀粉酶等，有助消化。值得一提的是，蔬菜中纤维素含量普遍较高，难怪肿瘤专家把蔬菜当作防癌食品，建议大家每人每天吃500 g左右。

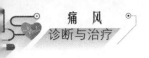
（9）菌菇类食物要纳入日常饮食：香菇、蘑菇、冬菇和黑木耳等菌菇类食物，不仅味道鲜美，而且所含蛋白质也较一般蔬菜为高，其中必需氨基酸比例合适，还有多种微量元素，是一类值得推荐的营养食品。我国人民长期习惯于把菌菇类食物当作烧菜时的佐料，很少当作菜肴，摄入量不多。营养学家建议，应当把菌菇类食物纳入膳食结构，经常食用。同样，痛风患者应当谨慎摄入。

（10）为了健康，饭要吃饱：在日常生活中特别是宴请时，只吃菜喝酒、不吃饭的现象越来越普遍。同时，在喂养孩子时，片面追求高蛋白质、高营养，让孩子多吃菜、不吃饭或少吃饭的现象也越来越多。热量摄入不足，会影响体格的正常发育。因此，为了健康，饭一定要吃饱。但应注意，晚饭只吃七、八分饱，因为晚上活动量很少，吃得过多极易引起脂肪的堆积。

我国传统的饮食习惯是以粮食为主，副食品多样化，且主要是食用新鲜的天然食品，不作精细加工，奶制品和糖很少食用，以茶为饮料，喜用植物油烹调食品。国外医学专家认为，中国的传统饮食是防止动脉粥样硬化的最好饮食。国内营养学家也多次呼吁，保持我国膳食以植物性食物为主、动物性食物为辅，热量来源以粮食为主的基本特点，并避免膳食蛋白数量和质量欠佳等弊端，以预防糖尿病、高血压及某些癌症的发生。

## 为什么说痛风的防治关键在于饮食

发生痛风的原因很多，前面有提到遗传、环境、饮食、性别、职业、种族等,我们很容易发现在这些因素中,饮食是一个重要的可控因素。饮食中摄入的外源性嘌呤虽然只占人体嘌呤的20％,但是对于痛风患者急性关节炎或是痛风性肾病来说,无疑是病情急性发作的重要和常见的诱因,对于老年患者和中青年患者来说同样重要。随着人们饮食结构和生活习惯的改变,饮食正越来越多地诱发痛风的发作,如进食大量含嘌呤和核酸的食物等。另外,饮酒也易诱发此病。有些人会在喝酒后突然发病。因此,对痛风的治疗首先应改变饮食。

有学者对高尿酸血症患者进行健康教育,之后调查对象的不良生活方式人数所占比例从69.16％下降到30.84％。这些不良生活方式,如过多摄入动物性食品、水果和蔬菜摄入不足、暴饮暴食、吸烟、嗜酒等是导致血尿酸水平升高的主要因素。健康教育后患者的饮食行为得到了明显的改变。调查发现健康教育前大部分患者不了解高尿酸血症要控制能量摄入、避免摄入高嘌呤食物和多饮水等饮食行为,而在健康教育后这些饮食行为得到了很大的改善。饮食干预是治疗高尿酸血症的基础,可控制外源性嘌呤的摄入、减少尿酸的来源、降低血清尿酸水平并促进尿酸的排泄。有学者研究高尿酸血症患者饮食干预效果,评估干预组患者饮食习惯及结构,找出各自的危险因素,制订相应的干预措施。研究显示,干预后干预组患者体重指数、血脂和血尿酸水平显著低于干预前和对照组,提示饮食干预改善了患者的血尿酸水平和脂肪代谢。该研究提醒和督促患者坚持饮食控制,并增强了患者自我管理的能力,通过饮食干预,尿酸可恢复正常,避免药物对肝肾功能所带来的危害。

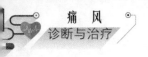
同时,合理的饮食治疗对高尿酸血症的干预,可降低心脑血管疾病的发生,是提高人们生活质量和健康水平的重要途径之一。

## 痛风患者如何走出饮食误区

痛风患者控制饮食的重要性已经是不言而喻,针对目前门诊患者的问题明确以下几点。

(1) 是不是所有海鲜、河鲜都不能食用? 大部分的海产品的确可能使尿酸升高,但也有一部分海鲜、河鲜是属于嘌呤含量低的。比如:嘌呤含量很少的海鲜(每 100 g 含嘌呤 25 mg 以下)有海蜇、海参;嘌呤含量较少的海鲜、河鲜(每 100 g 含嘌呤 25～75 mg)有鲱鱼、鲑鱼、鲥鱼、金枪鱼、白鱼、龙虾、蟹。食用海鲜时先将海鲜用水煮一下,去掉嘌呤和核苷酸,煮海鲜的汤要倒掉,不可食用。

(2) 是不是所有的水果都能食用? 值得注意的是,含果糖丰富的水果会增加痛风的发病风险,果糖和葡萄糖及其他糖类不同,可以使血尿酸增高。有研究证实,在男性人群中,苹果及橘子的每月摄入量大于 1 个的人发生痛风的相对危险性为摄入量少于 1 个的 1.64 倍,提示并非所有水果都有降低血尿酸的作用。橘子、苹果含果糖丰富,有升血尿酸作用,橘汁也可以在一定程度上升高血尿酸水平。然而在另一项研究中显示梨子、桃子、苹果、香蕉、猕猴桃、橙子、柚子、枇杷、葡萄均为低嘌呤饮食。有调查结果认为,摄入果汁(含有大量天然的果糖)与血尿酸的升高并没有关系,推测是因为果汁是抗氧化剂的良好来源,其中包含大量维生素 C 和类胡萝卜素,而维生素 C 有促尿酸排泄的作用,这些有用的成分可以抵消果糖的不良影响。虽然各项研究意见不一,但食用大量水果是有益的,而果汁则不一定。

(3) 是不是只有啤酒不能喝?事实上血尿酸值不仅与饮酒量密切相关,而且不同种类的酒精饮料也会对血尿酸值产生不同程度的影响。有学者研究饮用啤酒、白酒、葡萄酒和血尿酸水平的相互关系发现,血尿酸水平随啤酒或烈性酒摄入量的增加而增加,且饮用啤酒比烈性酒的影响大。换言之,不建议大量饮酒,不论是哪一种酒。

(4) 是不是要注意控制食用富含酵母的食物?事实上,我们几乎每天都会接触到这类食品,比如馒头、面包、酸奶、奶酪、甜酒、啤酒、果酒、腐乳、腊八豆、酱油、豆豉、豆酱、红曲鱼、红曲肉、红茶等。微生物发酵食品之所以具有独特的鲜味,是因为这类微生物本身含有丰富的核苷酸所致。核苷酸中的嘌呤经氧化后转变为尿酸,显然,痛风患者不宜大量进食这类发酵食品。然而从酵母嘌呤含量来分析,每 100 g 干酵母含嘌呤高达 589 mg,所以痛风患者肯定不能直接吃干酵母。但是否也不能吃含酵母菌的发酵食品例如包子、馒头、花卷、面包呢?其实,发酵面点使用的干酵母量都比较小,比例一般小于 0.2%,也就是说,140 g 馒头(相当于 100 g 面粉)中含酵母嘌呤只有 1 mg 多,即使患者全天进食相当于 400 g 面粉的这类发酵食品,总共摄入的酵母嘌呤不到 5 mg,而临床上对痛风急性发作期患者要求饮食嘌呤控制少于 150 mg/d。可见,吃几个馒头、面包对痛风患者基本上是没

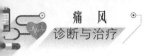
有什么影响的。

（5）是不是应当禁食富含嘌呤的蔬菜和豆制品？台湾地区有研究表明，嘌呤含量高的蔬菜同时富含膳食纤维、叶酸和维生素C等，反而对痛风患者有保护作用。而日本有学者研究发现，豆腐对健康人群和痛风患者的血尿酸水平影响并不大，这是因为豆腐中所含的嘌呤大部分在加工过程中丢失了，剩下的大多是蛋白质，这对痛风患者反而是好事。富含嘌呤的蔬菜包括蘑菇、菠菜、花菜、鲜豌豆、扁豆、四季豆、青豆、芦笋等。目前研究认为：高嘌呤的新鲜绿色蔬菜和黄豆、豆浆、豆腐等新鲜豆制品并不会增加血尿酸，痛风患者可以适度食用。

## 痛风患者如何进行运动

痛风患者适当进行体育锻炼，可以减少内脏脂肪的生成，减轻胰岛素的抵抗性，从而有利于预防痛风发作。在运动前，应接受专科医生指导，先做有关检查。即使已有痛风结石，只要表面皮肤没有破溃，肾功能良好，没有明显心血管并发症，关节功能正常，仍可进行身体锻炼。

但是痛风患者的运动是有讲究的，运动时要循序渐进地增加运动量，适度运动而不是剧烈运动，因为运动过度也容易引起痛风。

运动引起尿酸升高的一个原因是运动使新陈代谢加速；另一原因是激烈运动时流汗增加，尿量就会减少，由于尿酸是随尿液排泄的，因此尿酸排泄就会减少，相应地尿酸存积在体内就会增加。此外,运动后体内会产生过多的乳酸,而乳酸会阻碍尿酸的正常排泄,从而使尿酸不易排泄而存积在体内,引起尿酸升高。

日本职业棒球选手的平均血尿酸值比平常人高 136.9 $\mu$mol/L (2.3 mg/dl),同时其痛风发生率为平常人的 10 倍。对一群大学生,在运动前及激烈运动 10 分钟后,每隔 1 小时抽 1 次血,检查血中尿酸值的平均值:以运动前之数据为基准,运动后血尿酸值慢慢上升,2 小时升高 119 $\mu$mol/L(2mg/dl)为最高,然后就开始慢慢下降,24 小时后,尿酸值可恢复到运动前的正常值。

由此可见,激烈运动后尿酸虽有增高现象,但 24 小时后即可恢复正常。然而职业运动选手每天均须做激烈的训练,休息不到 24 小时,即尿酸值还未恢复正常前又开始训练,因此不难想象,运动选手为何较容易患痛风。

痛风患者本来血尿酸就高于正常值,如果一开始就剧烈运动,肯定会导致痛风的急性发作或者使血尿酸更加高。那么,痛风患者如何运动才是和谐的运动呢?

首先,根据身体状况选择合适的体育锻炼项目,确定运动强度、时间。首先推荐游泳,原因主要是痛风患者都有关节破坏,游泳不需要关节受力,是全身肌肉的协调运动,有助于改善胰岛素抵抗。再者推荐骑自行车,这项运动关节受力也比较小,同样以肌肉受力为主。其他运动如慢速短程小跑、太极拳、广播操、快步走、乒乓球等,同样较适合痛风患者。而竞技性强、运动剧烈、消耗体力过多的项目,如快跑、足球、篮球、滑冰、登山、长跑等皆不适宜。运动量一般控制在中等量水平,50 岁左右的患者,以运动后心率达到 100 次/分左右、轻微出汗为宜。每周运动

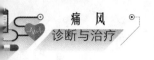
3～5天,每次约30分钟。

其次,锻炼先从轻活动量开始,随着体力的增强,逐渐增加活动量。痛风患者切不可锻炼过度,使体内乳酸产生增加,这会抑制肾脏排泄尿酸,诱使痛风发作,若出现不适,应及时停止锻炼,待症状完全消退后再恢复。

再次,锻炼时间最好选择在午睡后至晚饭前这段时间。清晨起床时,人体肌肉、关节及内脏功能低下,不能很快适应活动,此时锻炼容易造成急、慢性损伤。同时,一夜睡眠未曾进食、喝水,血液浓缩,如活动出汗失水,血液更为黏稠,有诱发心脏病和脑卒中的危险。另外,摸黑锻炼也不可取。

痛风并发糖尿病者,在胰岛素作用最强时,例如上午11时不宜进行体育锻炼,如果参加体育锻炼,必须掌握好临时加餐的方法,以防止低血糖反应。注射胰岛素治疗者,在注射胰岛素后及吃饭以前也要避免体育活动,防止发生低血糖。

已有皮下痛风石形成的痛风患者,只要肾功能保持良好,没有明显的心血管并发症,关节功能正常,而且痛风石没有发生破溃,仍可根据身体状况选择合适的体育锻炼项目。这对稳定病情、改善体质和防止心血管并发症大有帮助。

痛风患者若将运动与饮食调理相结合,治疗痛风的效果会更好。因为单纯运动锻炼并不能有效降低血尿酸,但与饮食调理结合起来则会显著降低血尿酸浓度,起到预防痛风发作、延缓病情进展的作用。

以上就是关于痛风患者如何进行运动的相关介绍,专科医生提醒广大痛风患者:要养成良好的饮食习惯和生活方式,有劳有逸,避免精神紧张,再加以积极的运动锻炼,不仅可稳定病情,还可极大提高患者身体素质和生活质量,是最主动的防治措施。

## 痛风患者进行运动时要注意些什么

大家都知道运动可以强身健体,殊不知如果运动方式不对,身体健康也会面临被破坏的威胁,尤其是患有一些疾病的患者,更要注意运动的方式。

痛风让众多的患者备受煎熬,为了达到更好的治疗效果,治疗痛风的同时,患者还可以参加一些运动,作为辅助治疗。然而很多痛风患者盲目地运动,导致了病情加重。因此,痛风患者进行运动时应注意以下几点。

(1)不宜参加剧烈运动或长时间体力劳动。例如打球、跳跃、跑步、爬山、长途步行、旅游等。这些剧烈、量大、时间长的运动可使患者出汗增加,血容量、肾血流量减少,尿酸、肌酸等排泄减少,出现一过性高尿酸血症。另外,剧烈运动后体内乳酸增加,会抑制肾小管排泄尿酸,可暂时升高血尿酸。目前已有大量研究资料证实,剧烈或长时间的肌肉活动后,患者呈现高尿酸血症,在这种情况下不利于患者痛风病情改善,还可能诱发痛风性关节炎。因此痛风患者要避免剧烈运动和长时间的体力活动。

(2)坚持合理的运动及方法。从中医学角度来分析,痛风患者中有相当一部分人属本虚标实之体,如脾虚湿阻、脾肾两

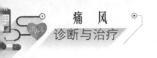
虚等,所以不宜剧烈活动,但可以选择一些简单运动,如散步、匀速步行、打太极拳、跳健身操、骑车及游泳等,其中以打太极拳、步行、骑车及游泳最为适宜。这些运动的活动量较为适中,时间较易把握,只要合理分配体力,既可以起到锻炼身体之目的,又能防止高尿酸血症。患者在运动过程中,要做到从小运动量开始,循序渐进,关键在于坚持不懈。运动时间不宜过长,运动过程中要注意休息、调整体力,同时要多喝水补充体内水分。

(3)运动与饮食调理相结合。单纯运动锻炼并不能有效降低血尿酸,但与饮食调理结合起来则会显著降低血尿酸浓度,起到预防痛风发作、延缓病情进展的作用。在痛风患者的饮食调理上,一是要避免进食高嘌呤食物,如啤酒、海鲜、动物内脏、猪肉、鹅肉、牛羊肉、凤尾鱼、沙丁鱼、鱼卵、酵母等;二是要多饮水,每日饮水量应在 2 000 ml 以上;三是要积极戒酒。

(4)选择合适的锻炼时间。清晨起床时,人体肌肉、关节及内脏功能低下,不能很快适应活动,此时锻炼容易造成急、慢性损伤。同时,一夜睡眠未曾进食、喝水,血液浓缩,如活动出汗失水,血液更为黏稠,有诱发心脏病和中风的危险。此外,夜间锻炼也不可取,最好选择在午睡后至晚饭前这段时间。

痛风是一种代谢性疾病,患者临床上常合并其他代谢性疾病,如糖尿病、高脂血症、脂肪肝、高血压。如能长期坚持正确的运动疗法,同时改变饮食等生活习惯,既能很好地改善痛风病情,使嘌呤代谢趋于正常,最终也能改变体质,从而改善整个代谢问题,对其他代谢性疾病有很好的辅助治疗作用。

## 为何每天至少要运动 30 分钟

　　俗话说生命在于运动,任何量的体力活动都会使人感觉良好。但很多研究表明预防疾病的体力活动最小量是每天至少活动 30 分钟。许多研究都指出,每天运动 30 分钟就可以得到运动的好处,包括预防心脏病、糖尿病、骨质疏松症、肥胖症、忧郁症等,甚至有研究指出,运动可以让人感到快乐,增强自信心。如果你很久没有运动,建议你循序渐进,慢慢增加运动的时间长度与强度,可以从最简单的走路运动开始。走路是最简单、最省钱的心肺功能训练,每天快走 20～30 分钟,持续走下去,一定能感受到许多好处。对于那些可以测量热量消耗的人来说,以每天消耗 150 cal 为宜。然而,没有 cal(卡路里)消耗计量的活动也对你的健康有益。其锻炼方法很简单,就是每天超过 30 分钟的体力活动或体育锻炼。这意味着早上走两站公共汽车的路程,回家的路上再走 10 分钟;或打扫 10 分钟的屋子和骑 10 分钟的自行车;或者同你的兄弟姐妹、朋友、孩子打 30 分钟的篮球或跳 30 分钟的舞。

　　如果要加强体力活动强度,可以每天增加几分钟的活动时间或者逐渐地加快散步或其他活动的速度。30 分钟的活动时间仅仅是推荐的最小量。当然,花在活动方面的时间越多,对健康的好处也越多。

　　1995 年,美国曾公布一份具有很大影响力的体育锻炼指导

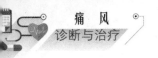
手册。据报道,这份指导手册是由美国心脏协会和美国运动医学学会共同制定的。手册上建议"每位美国成年人每周应该有好几天,最好是每天,保证中等强度的运动"。后来,最新的指导手册则对每周应该运动几天给出了更为详细的建议。指导手册呼吁健康的成年人,每周应保证有 5 天进行至少 30 分钟的中等强度有氧运动,或是每周 3 天进行至少 20 分钟的高强度有氧运动。中等强度的有氧运动可以是散步、慢跑或其他能够显著加速心率的运动;高强度的运动则是指那些能够造成呼吸急促、心率持续增加的运动。新指导手册还建议美国人进行举重练习,以锻炼肌肉力量和耐力。指导手册同时还指出,如果运动时间增多,可给身体健康带来更多好处。此外,这份新指导手册还为年龄在 65 岁以上的老人提供了特别的运动建议。手册呼吁这些老人考虑进行力量练习,以增加肌肉力量,防止意外摔倒,同时进行增强柔韧性和平衡性的练习。

美国南卡罗来纳大学的史蒂文·布莱尔是撰写指导手册的专家之一。布莱尔表示:"我认为,缺乏运动是我们目前面临的最大公众健康问题。在我看来,缺乏运动所导致的疾病和死亡数量,也许是除了吸烟之外最多的"。有关专家表示,缺乏运动可能导致的疾病包括心血管疾病、脑卒中、高血压、糖尿病、骨质疏松症、肥胖症、大肠癌和乳腺癌等。

美国科学家的一项研究结果显示,诸如步行这样的适度运动,比剧烈运动更有益于心脏健康。研究发现,适度运动有效改善了项目参加者的甘油三酯和"好"胆固醇(高密度脂蛋白)的水平,而且即使参加者中断锻炼也将持续有效。

另外,此前的研究表明,不喜运动的人体重会持续加重,腰围也不断扩大。而这次的研究证实,对那些超重或者轻度肥胖的惯于久坐的人来说,持续不运动的坏处比过去知道的还要严重。

为此,研究者指出,一个人选择何种运动方式取决于他的锻炼目的是什么。对大多数人来说,适度的运动是有益的。正如斯伦茨所说,最好的运动就是每天能抽出两个 15 分钟步行。

## 怎样监测运动量

运动是健身手段,必要和适宜的运动将会使人保持健康,增加免疫力。而运动不当,不但对健康无益,甚至有害。中度及重度的运动可以增加免疫力,但是长久持续的运动却会因为降低免疫细胞的作用而降低免疫力,免疫力一旦降低就会减弱身体对于外来细菌及病毒的抵抗力,犹如打开了一扇窗让外面不好的东西进入室内,如此一来就会增加被感染的概率,引起各种疾病。

那么怎样知道自己的运动量是否合适呢?下面介绍 3 种常用的检测个体运动量的生物学指标。

(1) 体重:体重受年龄、性别、遗传、生活水平、体育锻炼、健康状况等因素的影响。在锻炼最初阶段,体重呈下降趋势,4 周后开始回升,然后稳定在一定水平。如果次日晨起体重有所下降,则提示前一天的运动量较大,身体功能尚未恢复;当体重出现渐进性下降时,说明运动量过大或提醒是否患有某种慢性消

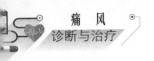

耗性疾病。对于青少年尤其应该关注其体重变化,以防止运动量不合适对身体带来的某些危害。如果体重持续上升,则表明运动负荷过低、消耗过少,运动量不够。

(2) 心率:心率变化有明显的个体差异,受年龄、性别、功能状态、运动程度、身体姿势等多种因素影响。一般而言,次日晨脉 1 分钟不超过 3 次变动可判定头天运动量较为合适;当超过 3 次的变化范围可认为头天运动量过大,身体功能尚未恢复。在一段时间内,如果无影响心率变化的其他因素如情绪过分紧张、失眠、精神压力过大而基础心率大幅度地波动,反映运动者对运动量、强度产生不适,或患有某种疾病。运动后心率的恢复过程是评定身体功能能力的重要指标之一。一般小运动强度,运动后 5～10 分钟时,心率较运动前每 10 秒快 2～5 次;大运动负荷,运动后 5～10 分钟时,心率较运动前每 10 秒快 6～9 次。

(3) 血压:血压在运动后即刻随着心率的增加而变化,一般呈喇叭口形,即收缩压上升、舒张压下降,或收缩压上升、舒张压略下降或不变,均为正常。如果运动后即刻脉压增加程度偏小,或血压呈梯形反应,即收缩压和舒张压有规律地不断上升,均属不正常反应。

另外还有 1 种测定个人运动量的方法值得试一试。①睡眠:1 小时记 0.85 分,计算一下每天睡几小时,就按这个单位的乘积记分;②静止活动:包括案头工作、阅读、吃饭、看电视、坐车等,这些活动的运动量最低,把消耗在这些活动上的时间加起来,1 小时记 1.5 分;③步行:如果是悠闲缓慢的散步,1 小时记 3 分,如果是快步走,1 小时记 5 分;④户外活动:慢跑 1 小时记 6 分,快跑

1 小时记 7 分,游泳、滑冰 1 小时记 8 分,各种球类运动和田径运动 1 小时记 9 分,骑自行车 1 小时记 4 分,做体操、跳舞1 小时记 3 分;⑤家务劳动:1 小时记 5 分。当一天的各项活动结束后,就可以把以上的分数加起来。如果获得的总分数在 45 以下,说明运动量不够,应设法增加运动量;如果总分数在 45～60,说明运动量正合适;如果总分数超过 60 分,说明运动量已经过度,对身体没有更多的益处,是该调整一下运动量的时候了。

以上列举了判断运动量的最好指标及推荐方法,大家可以根据这个理论来监测自己的运动量。